Arne Ernst · Rolf-Dieter Battmer

Audiometrie und Funktionsdiagnostik in der HNO

Arne Ernst · Rolf-Dieter Battmer

Audiometrie und Funktionsdiagnostik in der HNO

Orientiert an der Ausbildungs- und Prüfungsverordnung für technische Assistenten in der Medizin (MTA-F)

Mit 41 Abbildungen

Prof. Dr. Arne Ernst
Direktor der HNO-Klinik
im UKB
Rapsweg 55
D-12683 Berlin

Prof. Dr. Rolf-Dieter Battmer
Medizinische Hochschule Hannover
Klinik und Poliklinik für Hals-Nasen-Ohrenheilkunde
Konstanty-Gutschow-Str. 8
D-30623 Hannover

Die Deutsche Bibliothek – CIP-Einheitsaufnahme
Ernst, Arne:
Audiometrie und Funktionsdiagnostik in der HNO : orientiert an der Ausbildungs- und
Prüfungsverordnung für technische Assistenten in der Medizin / Arne Ernst ; Rolf-Dieter Battmer. –
London ; Glasgow ; Weinheim ; New York ; Tokyo ; Melbourne ; Madras : Chapman and Hall, 1998

Redaktionelle Betreuung: Martina Müller
Herstellung: Susanne Tochtermann
Einbandgestaltung: Struve & Partner, Atelier für Grafik Design, Heidelberg
Satz: Kühn & Weyh Satzrechenzentrum, Freiburg

Herstellung und Verlag: Books on Demand GmbH, Norderstedt
ISBN 978-8448-7434-1

Vorwort

Die Idee zu diesem Buch entstand, nachdem der Gesetzgeber in Deutschland die Ausbildungs- und Prüfungsvorschriften für medizinisch-technische Assistentinnen/Assistenten für Funktionsdiagnostik (MTA-F) festgeschrieben hatte. Daraufhin beschlossen wir, die beiden Autoren – Ingenieur (R.B.) und HNO-Arzt (A.E.) –, unser bisher in Kursen und am Arbeitsplatz weitergegebenes Wissen in komprimierter Form als Buch vorzulegen.

Ein wichtiger Schwerpunkt des Buches liegt auf der Hör- und Gleichgewichtsdiagnostik. Wir haben uns jedoch bemüht, alle anderen Bereiche der Funktionsdiagnostik (z. B. Prüfung der Fazialisfunktion, Riech- und Schmeckdiagnostik) ausreichend mit zuberücksichtigen.

Wir würden uns freuen, wenn sich unser Buch einen festen Platz im Rahmen der theoretischen Ausbildung für MTA-F an den Fachschulen eroberte. Zugleich kann es eine weitere wichtige Funktion erfüllen: als Nachschlagewerk am Arbeits- bzw. Meßplatz.

Wir haben uns deshalb besonders um Praxisnähe bemüht, damit das Buch keine abstrakte Abhandlung bleibt, sondern vielmehr – wie ein Kochbuch – im täglichen Arbeitsalltag seine Anwendung findet. Wir freuen uns über möglichst viele Anregungen aus dem Kreis der Leser, die zur weiteren Verbesserung des Buches führen können.

Berlin und Hannover, im Oktober 1997   A. Ernst, R. Battmer

Inhaltsverzeichnis

Abkürzungen

AEP	akustisch evozierte Potentiale
ÄHZ	äußere Haarzellen
BERA	Hirnstammaudiometrie (brainstem electric response audiometry)
BK	Berufskrankheit
CCG	Kraniokorporographie
CERA	Hirnrindenaudiometrie (cortical electric response audiometry)
DPOAE	Distorsionsprodukte otoakustischer Emissionen
ECOG	Elektrokochleographie
ENG	Elektronystagnographie
ENOG	Elektroneuronographie
GGS	gleichgewichtsregulierendes System
HL	Lautstärkepegel (hearing level)
IHZ	innere Haarzellen
IOS	Innenohrschwerhörigkeit
IPL	Interpeaklatenz
KL	Knochenleitung
LL	Luftleitung
MLR	middle latency response
MOS	Mittelohrschwerhörigkeit
OAE	otoakustische Emissionen
OEP	olfaktorisch evozierte Potentiale
OKN	optokinetischer Nystagmus
RTA	Reintonaudiometrie
SH	Schwerhörigkeit
dB SL	Lautstärke über der subjektiven Schwelle (sensation level)
dB SPL	Schalldruckpegel (sound pressure level)
SR	Stapediusreflex
TEOAE	transitorisch evozierte otoakustische Emissionen
UVV	Unfallverhütungsvorschriften

I Physikalisch-technische Grundlagen

Die Audiometrie ist die Lehre von der Funktionprüfung des Gehörs. Sie umfaßt damit Teilgebiete der Physik, Physiologie, Otologie, Psychologie, Linguistik und Neurologie. Diese Aufzählung verdeutlicht die Komplexität und interessante Vielschichtigkeit audiometrischer Methoden.

Das Sinnesorgan Ohr ist für den Empfang und die Verarbeitung von Schall, der sich in Luft ausbreitet, ausgelegt. Deshalb ist es zum Verständnis der audiologischen Methoden unerläßlich, die Art der Schallverarbeitung durch das menschliche Ohr zu verstehen.

1 Ausbreitung von Schwingungen und Wellen als akustische Phänomene

Schall entsteht durch mechanische Schwingungen eines Körpers und breitet sich in elastischen Medien (z. B. Luft) aus (Abb. 1):

So regen die Zinken der in Schwingung versetzten Stimmgabel die umgebenden Moleküle der Luft im Rhythmus dieser Schwingungen an. Dabei entstehen geringe Dichteunterschiede und damit Luftdruckschwankungen, die sich dem normalen Luftdruck überlagern. Diese kleinen Schwankungen breiten sich nach allen Seiten hin gleichmäßig aus.

Betrachtet man den zeitlichen Verlauf dieser Druckschwankungen, so ergibt sich ein wellenförmiger Kurvenverlauf, der als Sinusfunktion in der Mathematik bekannt ist.

Deshalb spricht man auch von Sinustönen.

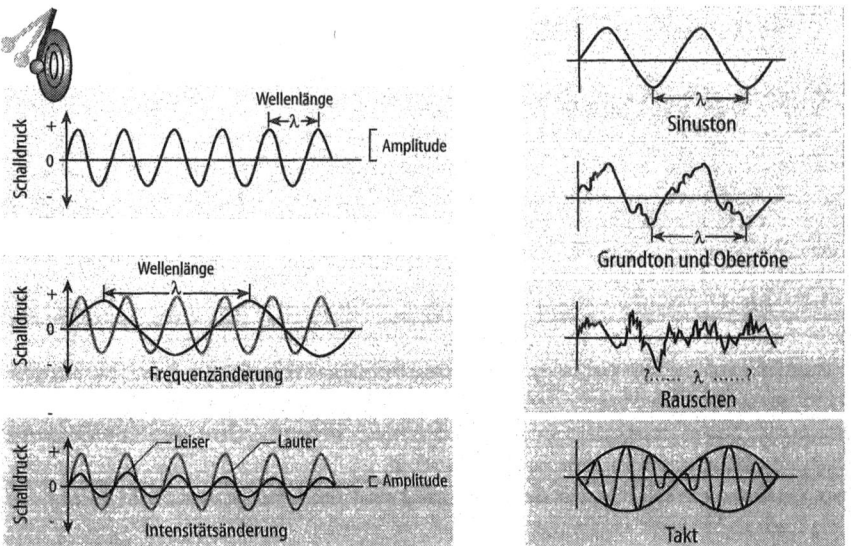

Abb. 1. Darstellung der Schallcharakteristika und ihre Beziehung zu einzelnen akustischen Grundbegriffen

2 Periodische Erscheinungen – Grundlagen der Akustik

Aus dem Beispiel der schwingenden Stimmgabel lassen sich noch weitere akustische Grundbegriffe ableiten:

- *Maß für die Abweichung vom normalen Luftdruck ist die Amplitude.* Je größer die Amplitude (Druckänderung), desto lauter der Ton. Bestimmend für die Lautstärke eines Tones ist somit der Schalldruck.
- Die Sinusfunktion ist eine periodische Funktion, d. h. sie stellt die Druckänderungen von Null über Maximum und Minimum bis wieder hin zu Null dar, um danach erneut zu beginnen. *Die Zeit, die für einen solchen Zyklus benötigt wird, heißt Schwingungsdauer T (in Sekunden, s).*
- *Die Frequenz f ist die Anzahl der Schwingungen, die in 1 s durchlaufen werden.* Man erhält die Frequenz (in Hertz, Hz), wenn man den reziproken Wert der Schwingungsdauer berechnet:

$$f = 1/T$$

Die Höhe der Frequenz bestimmt auch die Tonhöhe, d. h. je höher die Frequenz eines Tones, desto höher empfindet man ihn.

- *Schall breitet sich nur in Medien, nicht im luftleeren Raum aus.* Dabei gilt die Beziehung:

$$c = \lambda \cdot f,$$

wobei λ *die Wellenlänge und c die Schallgeschwindigkeit* (Ausbreitungsgeschwindigkeit der Schallwelle) sind. *Die Schallgeschwindigkeit beträgt in Luft 340 m/s.*

Schallwellen haben ähnliche physikalische Eigenschaften wie andere Wellen (z. B. Licht, elektromagnetische Wellen). Dazu zählen Beugung, Reflexion und andere Phänomene, auf die hier nicht weiter eingegangen werden soll, da sie für audiometrische Messungen unwesentlich sind.

3 Technische Prinzipien der Funktionsdiagnostik

Für die audiometrische Praxis müssen die physikalischen Schallgrößen in entsprechende Meßgrößen zur Ermittlung und Beschreibung des Hörvermögens umgesetzt werden.
Folgende Begriffe entsprechen sich (Tabelle 1):

Tabelle 1. Grundbegriffe der Akustik

Akustische Größe	Technische Größe	Physiologische Größe
Schalldruck	Lautstärke	Lautheitsempfindung
Schallschwingungen	Frequenz	Tonhöhenempfindung

Das menschliche Ohr ist in der Lage, Schalldrücke von $20 \cdot 10^{-6}$ bis 20 Pa (Pascal) zu verarbeiteten, *d. h. der Dynamikbereich des Ohres (der gesamte Hörbereich zwischen Hör- und Schmerzschwelle) umfaßt 6 Zehnerpotenzen!*
Um diesen ausgedehnten Bereich in übersichtliche Meßgrößen einzuteilen, verwendet man eine logarithmische Skalierung, *das Dezibel (dB).* Damit wird zunächst nur das logarithmierte Verhältnis zweier Größen zueinander angegeben, das als Pegel bezeichnet wird. *Für die audiometrische Messung steht hierzu der Schalldruck zur Verfügung.*
Der *Schalldruckpegel* errechnet sich damit folgendermaßen:

$$L \ (dB) = 20 \cdot \log p/p_0,$$

wobei p_0 der kleinste wahrnehmbare Schalldruck ist.
Unter Anwendung dieser Formel ergibt sich ein Dynamikbereich von 120 dB.
Der physiologische Bezug ist dadurch gegeben, daß eine Erhöhung um 10 dB etwa zu einer Verdoppelung des Lautheitsempfindens führt. *Um den Bezug zu dem kleinsten wahrnehmbaren Schalldruck zu kennzeichnen (20 μPa), wird der Schalldruckpegel (sound pressure level, SPL) in dB SPL angegeben.*

Das menschliche Ohr ist in der Lage, einen Frequenzbereich von 20–20 000 Hz zu erfassen (Abb. 2). Dieser Bereich ist während einer audiometrischen Messung kaum zu bestimmen. Daher ist es notwendig – wie bei der Lautheit –, sinnvolle Meßfrequenzen festzulegen. Grundsätzlich hat man sich geeinigt, nur den Sprachbereich (100–10 000 Hz) zu untersuchen, da eine merkliche Hörminderung erst dann vorliegt, wenn das Verstehen von Sprache beeinträchtigt ist. Da dieser Frequenzbereich aber für meßtechnische Zwecke immer noch zu umfangreich ist, hat man unter Berücksichtigung der physiologischen Besonderheiten des menschlichen Gehörs die Frequenzen ausgewählt, bei denen eine Verdoppelung der Tonhöhen empfunden wird. *In der Musik nennt man diesen Abstand eine Oktave.* Ausgehend von der Grundfrequenz C (~ 125 Hz) ergeben sich somit als Testfrequenzen 125, 250, 500, 1 000, 2 000, 4 000 u. 8 000 Hz. Da die Abstände bei den höheren Frequenzen immer mehr zunehmen, sind oberhalb von 500 Hz noch Halboktaven (750, 1 500, 3 000, 6 000, 10 000 Hz) berücksichtigt worden, um eine entsprechende Genauigkeit zu erreichen.

Psychoakustische Untersuchungen haben gezeigt, daß das menschliche Ohr Lautstärken bei Frequenzen unterhalb von 1 000 Hz und oberhalb von 4 000 Hz weniger gut wahrnimmt. *Nur im Bereich von 1 000–4 000 Hz liegt z. B. die Hörschwelle bei 0 dB SPL. Eine audiometrische Untersuchung ist darauf ausgerichtet, den Hörverlust in Abhängigkeit von der Frequenz zu bestimmen.* Deshalb hat man im Audiometer die Lautstärken so verändert (durch entsprechende Verstärkung), daß bei der Einstellung 0 dB frequenzunabhängig die Hörschwelle zu messen ist. Das gleiche gilt auch für die Knochenleitungsschwelle (sie liegt in Wirklichkeit 50 dB über der Luftleitungsschwelle). Um diese Tatsache zu dokumentieren, wird der Lautstärkepegel im Audiometer mit dB HL (hearing level) bezeichnet.

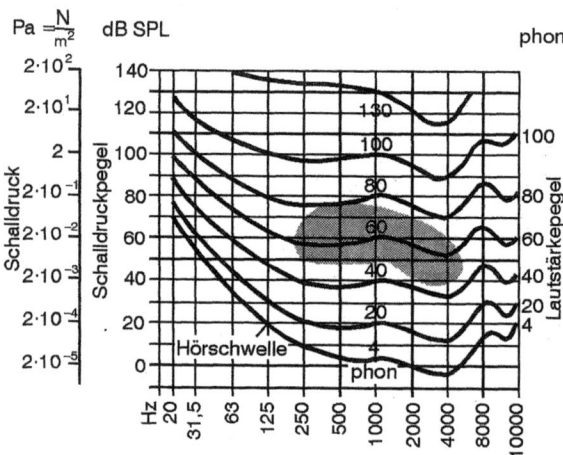

Abb. 2. Gegenüberstellung von Schalldruck und Schalldruckpegel: Eingezeichnet sind die Kurven gleicher Lautstärkepegel (Isofone). Der Hauptsprachbereich des Menschen ist grau schraffiert. Aus: Schmidt/Thews: „Physiologie des Menschen", Springer, 1990 (mit freundlicher Genehmigung)

II Hördiagnostik

1 Funktioneller Aufbau des Hörsystems

Das Hörsystem besteht aus einem peripheren und einem zentralen Anteil.

Der periphere Teil der Hörbahn umfaßt das Innenohr bis zum Hörnerv, die *zentrale Hörbahn* die weiter zentral gelegenen Anteile bis zur Hörrinde (Abb. 3).

Wenn der Schall auf das äußere Ohr auftrifft, leitet der äußere Gehörgang ihn bis zum Trommelfell. Von hier wird die Schallenergie über die Mittelohrknöchelchen Hammer, Amboß und Steigbügel auf das Innenohr übertragen. *Das Mittelohr muß dabei die Schallwiderstände anpassen, d. h. die geringen Luftschalldrücke an die höheren Flüssigkeitsschalldrücke des Innenohrs angleichen.* Der Schall tritt durch das sog. ovale Fenster ins Innenohr ein. Das ovale Fenster

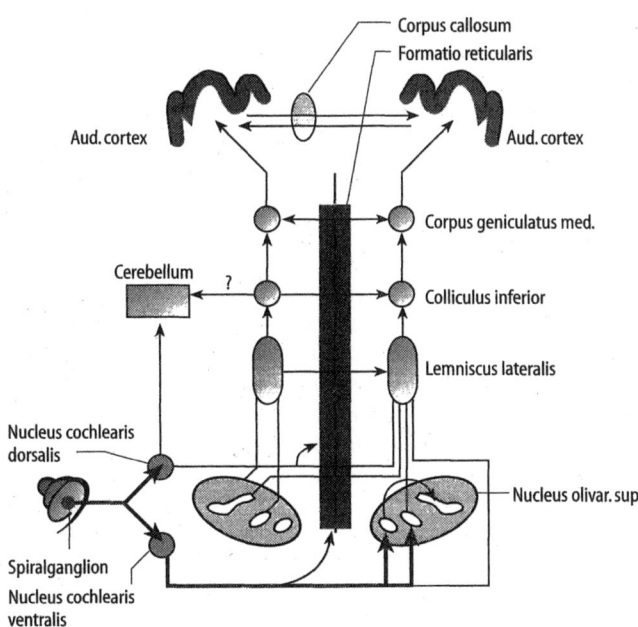

Abb. 3. Aufbau der menschlichen Hörbahn (schematisch)

wird durch die Fußplatte des Steigbügels (Stapes) ausgefüllt, die darin elastisch durch das Ringband aufgehängt ist. Bewegungen der Gehörknöchelchen können so reibungslos auf die Stapesfußplatte und damit auf das Innenohr übertragen werden (Abb. 4).

Das Innenohr (Cochlea: Schnecke) besteht aus 3 flüssigkeitsgefüllten Räumen. Die Scala tympani und vestibuli sind mit Perilymphe gefüllt (kaliumarme Flüssigkeit), die Scala media mit Endolymphe (kaliumreich). An der Schneckenspitze (Helicotrema) sind die beiden perilymphegefüllten Räume miteinander verbunden. Die Scala media grenzt durch die Basilarmembran (auf der das Corti-Organ mit den äußeren und inneren Haarsinneszellen sitzt) an die Scala tympani, durch die Reißner-Membran an die Scala vestibuli.

Die Bewegungen der Stapesfußplatte bewirken nun eine frequenz- und intensitätsabhängige „Wanderwelle" in der Schnecke: Die Stapesfußplatte führt zu wellenartigen Bewegungen der angrenzenden Perilymphe, die ihrerseits die Basilarmembran auslenken. *So kommt es, daß tiefe Frequenzen an der Schneckenspitze, hohe Frequenzen nahe dem ovalen Fenster (an der Schneckenbasis) zu einer Auslenkung der Basilarmembran führen (Prinzip der tonotopen Abbildung oder Tonotopie).* Dieses Prinzip wurde von Georg v. Bekesy beschrieben, wofür er den Nobelpreis erhielt (Abb. 5). Es reicht jedoch nicht zur Erklärung des Hörvorgangs aus.

Vielmehr kommt es nach Auftreffen des Wanderwellenmaximums an dem betreffenden Abschnitt der Basilarmembran zu *einer muskelähnlichen Kontraktion von äußeren* Haarzellen (ÄHZ), die von efferenten Nervenfasern versorgt werden (Möglichkeit der Beeinflussung des Kontraktionszustands der ÄHZ durch kontralaterale Beschallung).

Diese Kontraktionen der ÄHZ führen zu einer Verstärkung der anterograden Wanderwelle (in die Schnecke hinein). Erst jetzt kann die so verstärkte Wanderwelle von den *inneren* Haarzellen wahrgenommen werden: Ein Nervenaktionspotential wird am synaptischen Pol generiert und an den Hörnerv abgegeben (afferente Nervenenden). Dieser sog. „aktive kochleäre Verstärker" hat seinen Sitz in den äußeren Haarzellen (Abb. 6). *Bei deren Ausfall oder Verlust (z. B. Lärmschädigung, ototoxische Medikamente) kommt es zu einem Absinken der Hörschwelle (maximal 50–60 dB).*

Gleichzeitig mit der anterograden Wanderwelle bildet sich durch die Kontraktion der ÄHZ auch eine *retrograde Wanderwelle* aus, die aus dem Innenohr über das Mittelohr verläuft und *Schall aus dem Innenohr emittiert.* Dieser Schall („*otoakustische Emissionen*") kann mit feinen Mikrofonen im äußeren Gehörgang aufgezeichnet werden (s. u.).

Die Nervenaktionspotentiale werden jetzt über den zentralen Anteil der Hörbahn weitergeleitet. Dabei laufen grundlegende neurophysiologische Vorgänge an den Synapsen (Kontaktstellen der Neurone untereinander) ab, die die Verarbeitung des elektrischen Signals beeinflussen (Hemmung, Erregung, Bahnung). Erste Station nach dem Hörnerv sind die *Kerne (Nucleus cochlearis dorsalis und ventralis) des Hörnervs.* Von dort ziehen die Fasern zum *Olivenkomplex (Nucleus lateralis und medialis der Oliva superior)* der gleichen und der gegenüberliegenden Seite, so daß akustische Informationen von beiden Seiten miteinander (zeit-

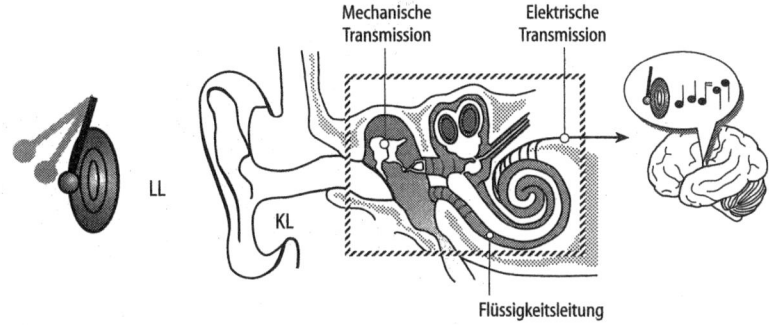

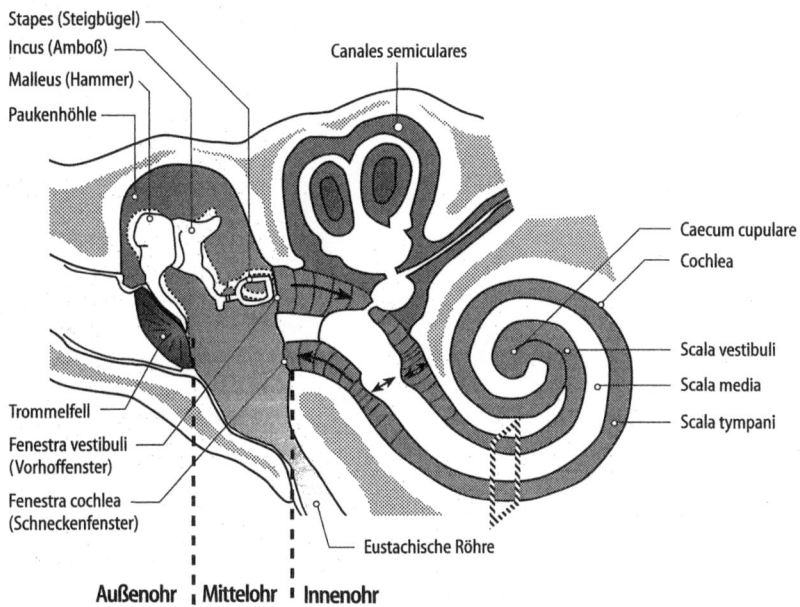

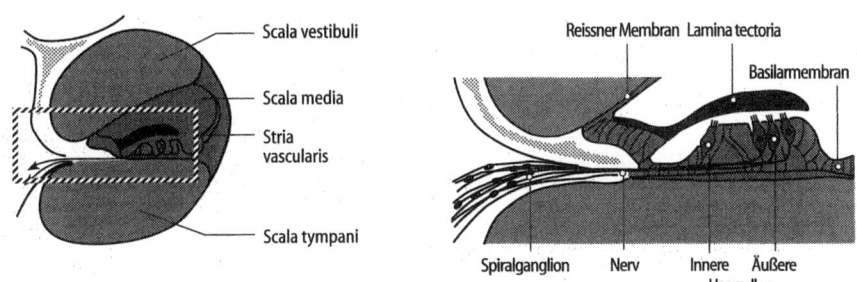

Abb. 4. Schallübertragung vom Außenohr über das Mittelohr zum Innenohr und Ausbreitung der Wanderwelle (schematisch)

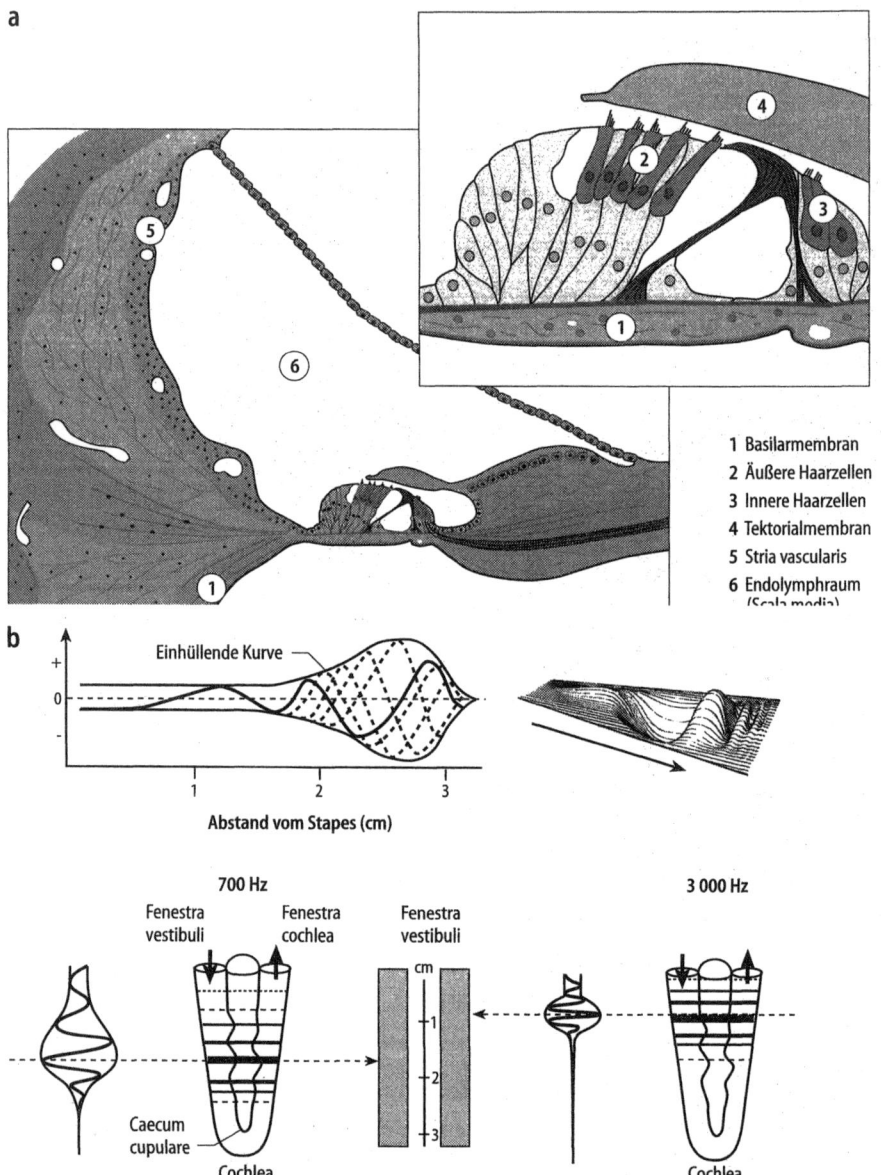

a

b

1 Basilarmembran
2 Äußere Haarzellen
3 Innere Haarzellen
4 Tektorialmembran
5 Stria vascularis
6 Endolymphraum
   (Scala media)

Abb. 5. **a** Darstellung des Corti-Organs (1 Basilarmembran, 2 äußere Haarzellen, 3 innere Haarzellen, 4 Tektorialmembran, 5 Stria vascularis, 6 Endolymphraum (Scala media)).
b Schematische Darstellung einer Wanderwelle

lich) verglichen werden können. Weiter gehen die Fasern über den *lateralen Schleifenkern (Nucleus lemnisci lateralis), den Colliculus inferior und den mittleren*

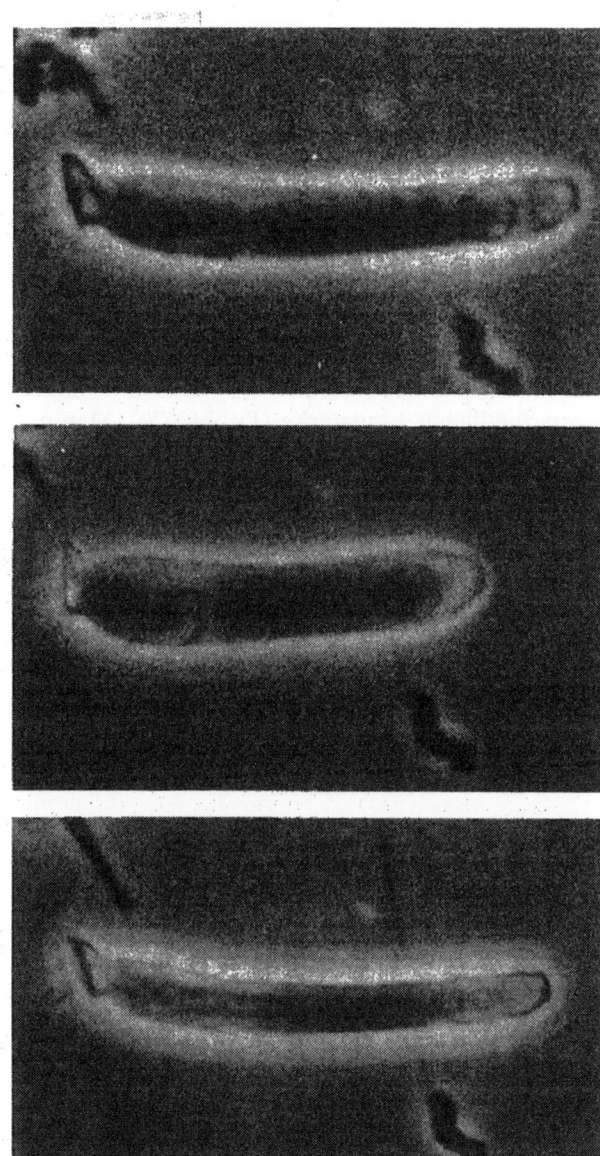

Abb. 6. Muskelähnliche Kontraktionen äußerer Haarzellen mit Verkürzung des gesamten Zellkörpers

Kniehöcker (Corpus geniculatum mediale) zur primären Hörrinde (in den Gyri temporales transversi des oberen Temporallappens, der sog. Heschl-Windung).
Während des gesamten Verlaufs ist die Tonotopie (s. o.) erhalten, d. h. die Nervenaktionspotentiale laufen frequenzspezifisch entlang der Hörbahn (s. Abb. 3).

Neben diesem Codierungsprinzip werden die Nervenaktionspotentiale noch zeitabhängig verschlüsselt *(Periodizitätsanalyse)*. Je höher in der Hörbahn, desto komplexer müssen die Schallreize sein, um einzelne Zellen zu erregen.

Um sich räumlich orienterien zu können, ist das Vergleichen von Laufzeit- und Schallpegeldifferenzen wichtig. Dies geschieht im Olivenkomplex und im Colliculus inferior. Monaurales Hören zerstört den Raumeindruck.

2 Reintonaudiometrie (RTA)

Die Hörschwelle wird grundsätzlich in *Luft- und in Knochenleitung (LL und KL)* mit Hilfe eines Audiometers bestimmt. Audiometer erzeugen Sinustöne unterschiedlicher Lautstärke (DIN 45620). Man mißt in den Meßfrequenzen 250–1 000 Hz in Oktavabständen, oberhalb davon bis 10 bzw. 12 kHz in Halboktavabständen. Man bezieht sich bei der audiometrischen Prüfung auf die menschliche Hörschwelle bei 1 kHz. Der zur Auslösung einer Hörempfindung notwendige Ton hat den Schalldruck von $2 \cdot 10^{-4}$ µPa als Durchschnittswert hörgesunder Jugendlicher. Dieses Maß ist der Bezugspunkte für die physikalische Bemessung der Hörschwelle in dB SPL. In der Audiometrie wird jedoch die *relative Hörschwelle*, d. h. das frequenzabhängige subjektiv gerade Hörbare (in dB HL) verwendet. Deshalb ergibt sich in der Darstellung der üblichen Audiogramme (Hörverlust in dB HL, aufgetragen gegen die Frequenz) beim Normalhörenden eine Nullinie (Abb. 7). Der Hörverlust wird frequenzspezifisch in Luft- und Knochenleitung (in dB) eingetragen, bildlich „sinkt die Hörschwelle ab" durch die Verschiebung nach unten (Abb. 8).

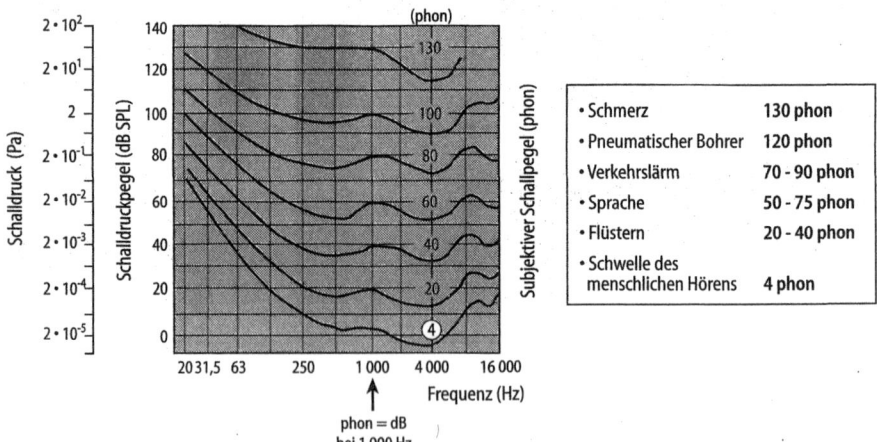

Abb. 7. Darstellung der Beziehung zwischen physikalischen und akustischen Größen und Zuordnung von Alltagsschallpegeln (Schalldruck in Pa; Schalldruckpegel in dB SPL; subjektiver Schallpegel in phon)

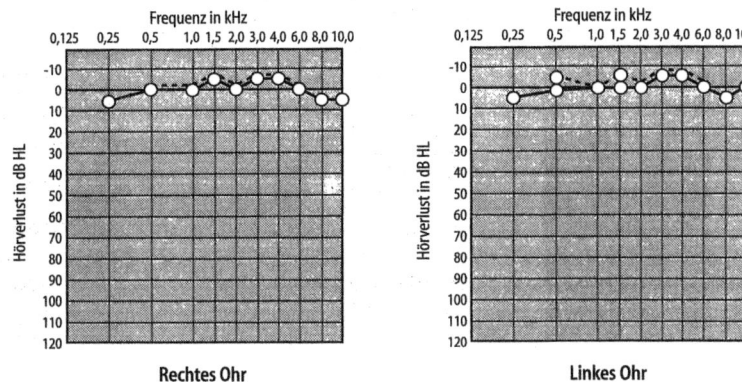

Abb. 8. Normalverlauf des Audiogramms

Die *Luftleitungshörer* bestehen aus kalibrierten Kopfhörern mit einer flach am Ohr anliegenden Gummimuffe. Der *Knochenleitungshörer*, der beim Patienten auf das Mastoid aufgesetzt wird, besteht aus einem speziell gekapselten Tongeber, um ein Abstrahlen der Schallwellen möglichst auf den Knochenschall zu begrenzen und den Luftschallanteil zu reduzieren. Er überträgt das Schallsignal über den Knochen auf das Innenohr.

Im allgemeinen begnügt man sich bei der Bestimmung der Luftleitung mit maximalen Lautstärken von 110 dB HL; für die Knochenleitung stehen nur Schallpegel bis ungefähr 70 dB HL zur Verfügung. Um eine eventuelle Hörermüdung (pathologisch bedingtes Absinken der Tonschwelle) schon bei der Hörschwellenmessung zu erkennen, empfiehlt es sich, *Dauertöne zur Schwellenbestimmung* zu benutzen.

Die audiometrischen Untersuchungen müssen in schallarmen Räumen (z. B. Audiometriekabinen) durchgeführt werden, um den Einfluß des Störschalls zu begrenzen.

Praktische Durchführung

Die Schwellenmessung *beginnt generell mit der Luftleitung auf dem subjektiv besser hörenden Ohr*, anschließend folgt die Luftleitung des Gegenohrs. Wichtig ist, daß die Membran des Kopfhörers direkt auf dem Gehörgangseingang sitzt. Zunächst wird der Hörverlust für 1 000 Hz bestimmt (eine Frequenz, die im allgemeinen noch gut gehört wird und leicht zu erkennen ist); darauf folgen der Tieftonbereich und schließlich die hohen Töne. Die Prüftöne sollten in ihrer Dauer 0,5 s nicht unterschreiten und 3 s nicht überschreiten.

Die Knochenleitungsmessung gestaltet sich dann in der gleichen Reihenfolge; üblicherweise wird sie nur von 500–6 000 Hz gemessen.

Das individuelle Vorgehen beim praktischen Audiometrieren (z. B. „Eingabeln" der Hörschwelle, aufsteigende Messung) kann variieren und sollte sich am individuellen Hörverlust orientieren.

Im Rahmen der Auswertung ist die Lage der Hörkurven für die Luft- und Knochenleitung von Bedeutung. Dabei lassen sich 3 Möglichkeiten unterscheiden (Abb. 9):

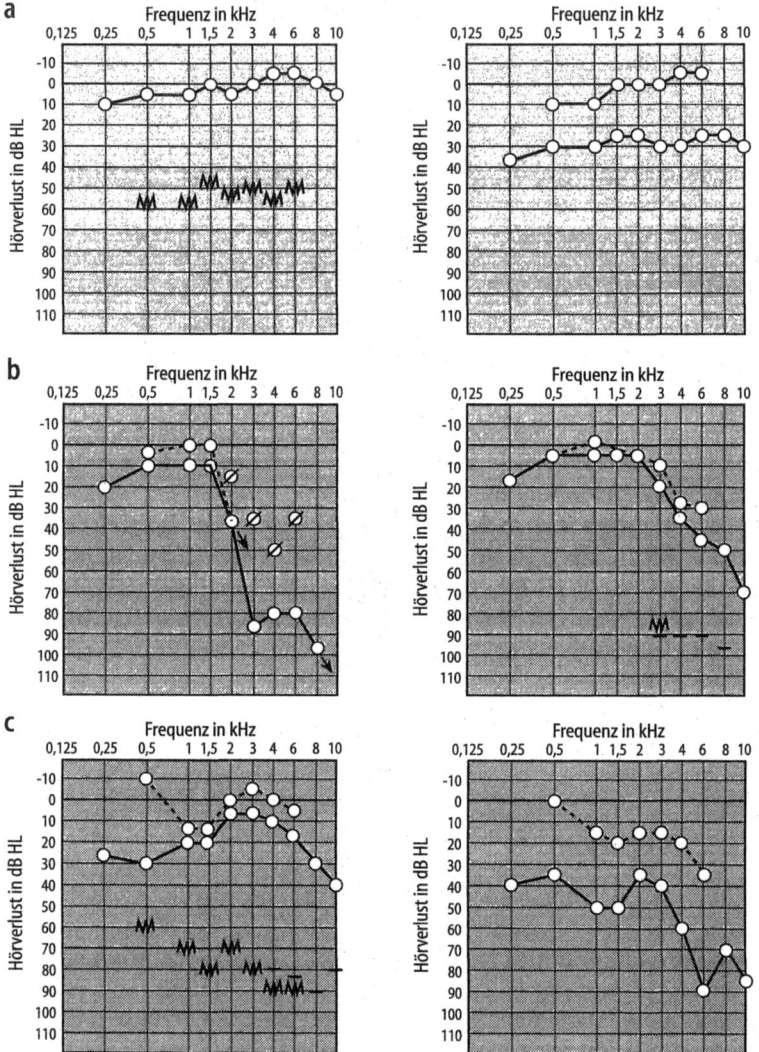

Abb. 9 a–c. Mögliche Kurvenverläufe im Reintonaudiogramm.
a Reine Mittelohrschwerhörigkeit, **b** reine Innenohrschwerhörigkeit (mit Steilabfall),
c kombinierte Schwerhörigkeit

1. Knochenleitung normal, Luftleitung gegenüber der Norm verschlechtert: Mittelohrschwerhörigkeit;

2. Knochen- und Luftleitung gegenüber der Norm in gleichem Ausmaß verschlechtert: Innenohr- oder neurale Schwerhörigkeit (sensorineurale Schwerhörigkeit);
3. Knochen- und Luftleitung gegenüber der Norm verschlechtert, Luftleitung jedoch stärker: kombinierte Mittelohr-Innenohr-Schwerhörigkeit.

Die maximale Knochenleitungs-Luftleitungsdifferenz (z. B. „*Mittelohrblock*") beträgt ~ 50 dB. Bei stark seitenunterschiedlichem Hörvermögen (z. B. seitendifferenter Hörverlust von 40–50 dB) ist es möglich, daß der ipsilateral angebotene Prüfton auf dem besser hörenden Gegenohr gehört wird. Der Ton wird „überhört". Deshalb muß man dieses Ohr bei der audiometrischen Untersuchung „vertäuben" (s. Abschn. 2.2).

2.1 Hörweitenprüfung und Stimmgabelversuche

Vor der Durchführung der Reintonaudiometrie beim Patienten sollte man allerdings das Hörvermögen orientierend testen. Die klassischen Hörprüfungen umfassen die *Hörweitenprüfung und die Stimmgabelprüfungen nach Weber und Rinne (Abb. 10)*. Diese Methoden dienen dem Ziel, das Ausmaß und den Sitz der Schwerhörigkeit (Mittel- oder Innenohrhörstörung) abzuschätzen. Damit werden sie auch als Screening-Methode (z. B. zum Ausschluß einer Simulation oder Aggravation) eingesetzt.

Die Stimmgabeln ermöglichen dabei eine *Prüfung über Luftleitung* bzw. durch Aufsetzen auf den Schädel *über Knochenleitung*. Eingesetzt werden in der Regel a_1 (440 Hz)- oder c_2 (512 Hz)-Stimmgabeln.

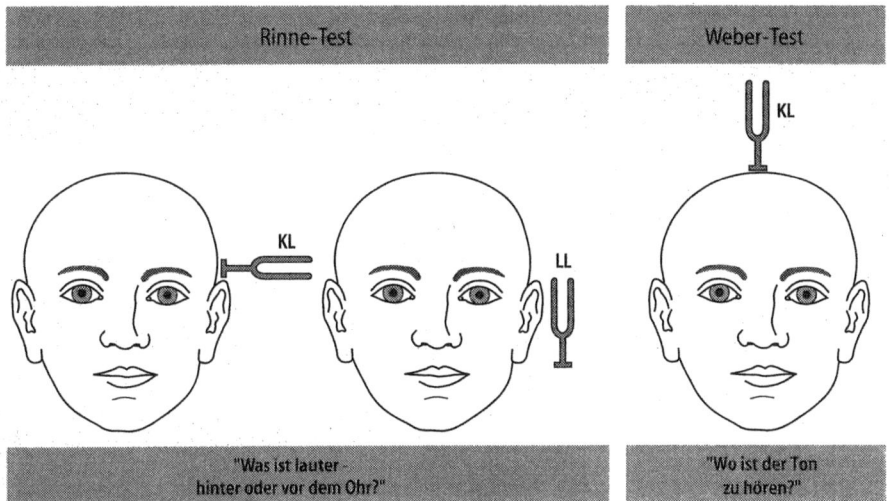

Abb. 10. Durchführung des Versuchs nach Weber bzw. Rinne

Praktische Durchführung und Auswertung:

Bei der *orientierenden Hörweitenprüfung* wird das Sprachverstehen von Flüster- und Umgangssprache in einem schallgedämpften Raum von mindestens 6 m Länge überprüft. Dazu werden zweistellige Zahlen verwendet. Zu bewerten ist die Meterzahl, aus der zumindest 3 Zahlen nacheinander richtig nachgesprochen wurden. Der äußere Gehörgang des kontralateralen Ohres sollte mit einem Finger verschlossen werden. Im Normbereich sind Werte von mehr als 5 m. Angegeben werden die Zahlenwerte für das jeweils einseitige Flüster-/Umgangssprachenverständnis (z. B. 3 m a.c., d. h. ante concham: vor der Ohrmuschel).

Beim *Weber-Versuch* wird eine Stimmgabel nach dem Anschlagen auf die Scheitelmitte (oder alternativ auf die oberen Schneidezähne) aufgesetzt, um den Schall über Knochenleitung wahrnehmen zu lassen. Der Patient wird gefragt, ob er den Ton in der Kopfmitte oder mehr auf einer Seite hört. Bei Normalhörigkeit oder bei seitengleicher Schwerhörigkeit wird der Ton in der Kopfmitte gehört. Bei Mittelohrschwerhörigkeit wird der Ton im kranken, bei Innenohrschwerhörigkeit im gesunden (besser hörenden) Ohr wahrgenommen. Man spricht von einer Lateralisation („Weber lateralisiert nach rechts/links").

Beim *Rinne-Versuch* wird – getrennt für jedes Ohr – überprüft, ob der Stimmgabelton besser über Luftleitung oder über Knochenleitung gehört wird. Dazu wird der Patient gefragt, wann er den Ton beim Aufsetzen der Stimmgabel auf den Warzenfortsatz nicht mehr hört. Ohne die Stimmgabel dann nochmals anzuschlagen, wird dem Patienten die Stimmgabel vor den äußeren Gehörgang gehalten. Orientierend kann der Patient befragt werden, ob er den Ton besser vor oder hinter dem Ohr höre.

Der Testausfall wird als positiv bewertet („*Rinne positiv*"), wenn der Ton über Luftleitung besser gehört wird, negativ, wenn dies nicht der Fall ist („*Rinne negativ*"). Dann liegt eine Schalleitungsschwerhörigkeit von mindestens 25 dB vor (Abb. 10).

Bei Innenohrschwerhörigkeit (u. Normalhörigkeit) wird der Ton besser über Luftleitung (Abklingzeit hinter dem Ohr kürzer als vor dem Ohr), bei Mittelohrschwerhörigkeit besser über Knochenleitung gehört (Abklingzeit vor dem Ohr kürzer als hinter dem Ohr).

Die *Kombination beider Stimmgabelprüfungen* ergibt bereits eine orientierende Erkenntnis über die Art der Schwerhörigkeit (Tabelle 2) und damit auch z. B. die Notwendigkeit einer Vertäubung bei der Reintonaudiometrie (s. Abschn. 2.2). Die Stimmgabelversuche sollten beide miteinander ausgewertet werden, um eine Fehlinterpretation zu vermeiden (z. B. Rinne negativ bei hochgradiger einseitiger Innenohrschwerhörigkeit, wenn der Ton über Knochenleitung auf dem kontralateralen, besser hörenden Ohr wahrgenommen wird).

Tabelle 2. Auswertung der Versuche nach Weber und Rinne und zugrundeliegende Störung (ipsilateral: geprüftes Ohr, kontralateral: nichtgeprüftes anderes Ohr; IOS: Innenohrschwerhörigkeit; MOS: Mittelohrschwerhörigkeit)

Testausgang	Weber lateralisiert	Weber „mittig"
Rinne positiv	IOS (kontralateral)	Normalhörigkeit
Rinne negativ	MOS (ipsilateral)	Nicht möglich

2.2 Überhören und Vertäubung

Unter *Überhören* versteht man das Phänomen, daß der auf dem einen Ohr angebotene Prüfton auf dem besser hörenden anderen Ohr über Knochenleitung wahrgenommen wird (Abb. 11). Dieses Phänomen wird beobachtet, wenn die Differenz zwischen den Hörschwellen bei KL 5–10 dB oder mehr beträgt bzw. wenn die Differenz zwischen KL auf der einen und LL auf der anderen 40–50 dB beträgt. Um diesen Effekt, der zu Fehlern bei der audiometrischen Untersuchung führt, auszuschalten, sollte das besser hörende Ohr vertäubt werden (s. u.).

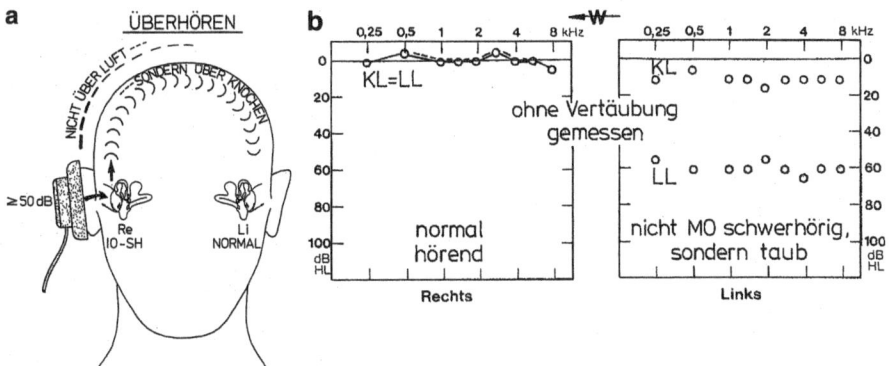

Abb. 11. a Mechanismus des Überhörens (Schalltransport über Knochenleitung), **b** Audiogrammbeispiel bei ungenügender Vertäubung (linkes Ohr schwerhörig oder taub; rechtes Ohr normalhörig)

Die *Vertäubung* umfaßt das akustische Ausschalten des besser hörenden Ohres im Rahmen der Hörprüfung durch Beschallung mit Schmalbandrauschen (Abb. 12). Diese Geräusche zur Vertäubung sind um die zu prüfende Frequenz angeordnet, um mit einem Minimum an Schallenergie ein Maximum an Verdeckung (Vertäubung) auf dem Prüfohr zu erzielen. Wichtig ist dabei, daß das zu prüfende Ohr nicht versehentlich mitvertäubt wird („Übervertäubung", s. u.).

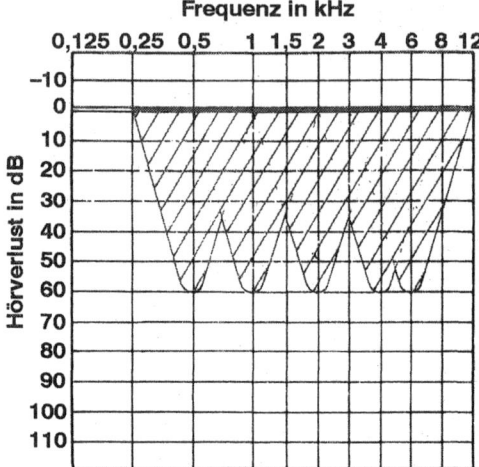

Abb. 12. Anwendung von Schmalbandgeräuschen zur Vertäubung
(zentriert um die Prüffrequenz)

Die meisten Audiometer besitzen eine automatisch arbeitende, gleitende Vertäubung (automatische Erhöhung des Geräuschpegels zur Vertäubung in 10-
dB-Schritten).

Praktische Durchführung

Zuerst wird die Hörschwelle in Luft- bzw. Knochenleitung bds. ohne Vertäubung gemessen. Es wird vertäubt (Abb. 13):

- bei *Vorliegen einer seitendifferenten Knochenleitung (≥ 5 dB) und einer
  KL-LL-Differenz (> 10 dB)*; vertäubt wird das Ohr mit der besseren
  Knochenleitung.
- bei einer *Differenz zwischen der Luftleitung des einen und der Knochenleitung des anderen Ohres von 50 dB (LL-Töne werden erst mit einem
  Überleitungsverlust von 50 dB auf dem anderen Ohr wahrgenommen);*
  vertäubt wird das Gegenohr.

Vertäubt wird über Luftleitungshörer. Für die Vertäubung der Knochenleitung beginnt man mit Geräuschlautstärken 10 dB über der Luftleitung, für
die Luftleitungsvertäubung mit 20 dB über der Luftleitung des Gegenohrs.
Wenn mit Schmalbandrauschen > 50 dB vertäubt wird, besteht die Gefahr
der Übervertäubung, d. h. das schlechter hörende (zu prüfende) Ohr wird
vertäubt, da der Ton übergeleitet wird.

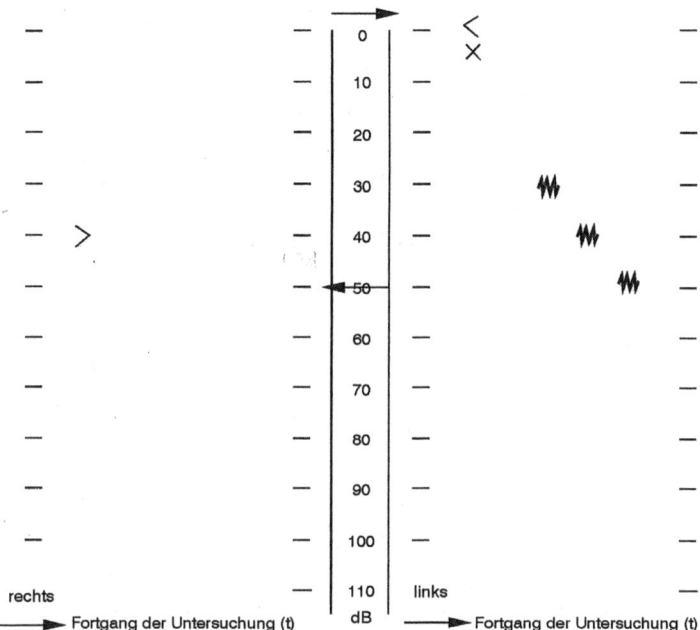

Abb. 13. Schematische Darstellung der Vertäubung für eine beliebige Frequenz: Linkes Ohr normal; auf dem rechten Ohr wird eine (ohne Vertäubung nicht bestimmbare) KL-Schwelle bei 40 dB angenommen. Ohne Vertäubung wird der KL-Ton von rechts nach links übergehört (oberer Pfeil), auch noch bei 30 dB Geräuschverschiebung links. Bei einem 40 dB-Geräusch links wird das Herüberhören nach links unsicher, bei einem 50 dB-Geräusch ist die KL rechts die bessere, der Knochenton wird jetzt rechts wahrgenommen (unterer Pfeil).

Begrenzt werden die Möglichkeiten zur Vertäubung durch das Alter des Patienten (Kinder sind schlecht zu vertäuben, da sie Prüf- und Verdeckungston schlecht differenzieren können), durch *Innenohrerkrankungen* (Z.n. Hörsturz, wo die Gefahr eines akustischen Traumas durch das Vertäubungsgeräusch besteht) und *bei Vorliegen einer doppelseitigen maximalen Schalleitungsschwerhörigkeit* (maximale Vertäubung erforderlich, technisch möglicher Grenzpegel wird leicht erreicht).

Eine *Vertäubung in der Sprachaudiometrie* ist prinzipiell auch möglich (mit Breitbandgeräuschen, nicht mit den sonst verwandten Schmalbandgeräuschen!), jedoch weniger gebräuchlich (s. Kap. 3).

2.3 Untersuchung von Ohrgeräuschen

Tinnitus oder Ohrgeräusche sind zumeist von Patienten *subjektiv empfundene Töne bzw. Geräusche (Tabelle 3).* Davon zu unterscheiden sind objektive Ohr-

Tabelle 3. Übersicht über Entstehungsorte von Ohrgeräuschen
und die häufigsten zugrundeliegenden Erkrankungen (weitere Formen bzw.
kombiniertes Auftreten möglich)

Entstehungsort	Zugrundeliegende Erkrankung
Mittelohr	Trommelfellperforation
	Akute Mittelohrentzündung
	Otosklerose
	Glomustumor
	Weite Ohrtrompete („klaffende Tube")
Innenohr	Knalltrauma („akustischer Unfall")
	Hörsturz
	M. Ménière
	Lärmschwerhörigkeit
Hörbahn (ZNS)	Akustikusneurinom
	Multiple Sklerose
	Intrazerebrale Blutung

geräusche, die z. B. als fortgeleitete Strömungsgeräusche der großen Halsgefäße
entstehen. Sie treten wesentlich seltener auf. Ohrgeräusche lassen sich audiome-
trisch genauer *charakterisieren (matching) und unterdrücken bzw. supprimieren
(masking).*

Praktische Durchführung

- Zur *Tinnitusverdeckung (oder Maskierung)* sollten dem Patienten über
  LL jeweils auf einem Ohr Schmalbandgeräusche oder Töne angeboten
  werden, die frequenzspezifisch in der Lautstärke variiert werden. Auf
  diese Weise erhält man eine über das gesamte Frequenzspektrum rei-
  chende *Verdeckungskurve* (s. u.).
  Breitbandrauschen sollte nicht zur Verdeckung angewandt werden, da es
  den gesamten Frequenzbereich abdeckt. Zwischen den jeweiligen, frequenzspezifischen Messungen zur Verdeckbarkeit sollten wenige Sekunden Pause liegen wegen der häufig auftretenden Nachverdeckung, die
  über die Darbietungszeit des Verdeckungssignals hinausreicht (*Phänomen der residualen Inhibition*).
- Zur *Charakterisierung des Tinnitus (matching)* werden dem Patienten
  wieder über LL frequenzspezifisch einzelne Töne bzw. Geräusche
  (Schmalbandgeräusche) angeboten, bis der Patient sein Ohrgeräusch hinsichtlich der Tonhöhe und Lautheit erkennt.

Die ermittelten „*Verdeckungskurven*" lassen sich prinzipiell in zwei verschiedene Typen einordnen (Abb. 14):

- *Schwellennahe Verdeckbarkeit*, die mit großer Wahrscheinlichkeit für eine Entstehung des Ohrgeräusches im Innenohr (Cochlea) spricht.
- *Deutlich überschwellige Verdeckbarkeit*, die für eine Tinnitusentstehung in höheren, zentralen Anteilen der Hörbahn spricht. Dieser Tinnitus ist generell schlechter verdeckbar (häufig nur mit Breitbandgeräuschen).

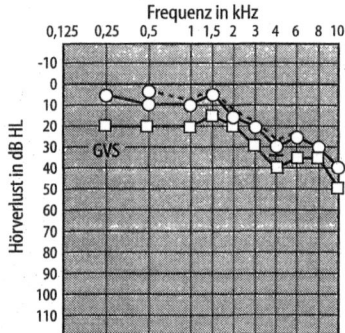 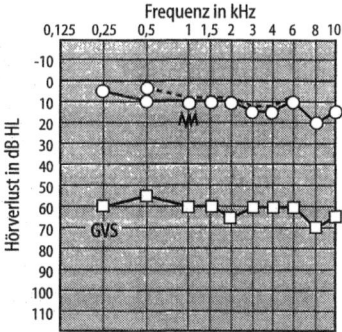

Abb. 14 a, b. Suppressionskurven zur Tinnitusbestimmung (Geräuschverdeckungsschwelle, GVS).
a Schwellennahe Verdeckbarkeit eines Ohrgeräuschs (kochleärer Tinnitus) re (⊥ Ohrton),
b überschwellige Verdeckbarkeit eines Ohrgeräuschs (zentraler Tinnitus) li (ʍ Ohrgeräusch)

2.4 Überschwellige audiometrische Tests

Überschwellige audiometrische Tests werden durchgeführt, um Aussagen über mögliche Hörverluste jenseits der reintonaudiometrischen Schwelle zu ermitteln.

Die Tonschwelle gibt über das individuelle Hörvermögen bei mittleren und größeren Lautstärken nur begrenzt Auskunft, obwohl sich unter Normalbedingungen in diesem Bereich das Alltagshören (besonders das Sprachverständnis) abspielt. Überschwellige Tests sollen außerdem helfen, eine Innenohrschwerhörigkeit (sensorische SH) von einer retrokochleären (neuralen) Schwerhörigkeit abzugrenzen. Im Reintonaudiogramm hingegen ist nur eine Mittelohrschwerhörigkeit eindeutig erkennbar. Die Innenohrschwerhörigkeit ist immer die Folge eines Verlusts an Haarzellen im Innenohr, während der Hörnerv und die sich anschließende Hörbahn normal funktionieren. Damit ist bei diesem Typ der Schwerhörigkeit nur das periphere Rezeptororgan gestört, so daß bei entsprechend großem akustischen Input (hoher Lautstärke) die psychoakustischen (Wahrnehmungs-) Fähigkeiten weitgehend erhalten bleiben: Die subjektive

Empfindung des Patienten (sog. Laut*heit*) wird durch eine entsprechende Laut*stärke* hervorgerufen. *Diese gleiche Lautheit wird durch die Erregung (Rekrutierung) zusätzlicher Nervenfasern erzielt ("Rekruitmentphänomen").* Man unterscheidet mit Hilfe der überschwelligen Tests zwischen sog. *rekruitmentpositiver (Innenohr-) und -negativer (neuraler) Schwerhörigkeit.* Im klinischen Alltag spielen jedoch die überschwelligen Testverfahren nur noch eine untergeordnete Rolle. Sie sind – im Vergleich zu objektiven Tests (z. B. TEOAE; s. Abschn. 4.3.1) – weniger verläßlich, da man auf die Mitarbeit des Patienten angewiesen ist. Eine große Rolle spielen sie unverändert in der Begutachtungspraxis der Lärmschwerhörigkeit (BK 2301).

2.4.1 Fowler-Test

Der Fowler-Test untersucht bei seitendifferenter SH, ob bei großen Lautstärken die akustischen Signale – wie beim Normalgehör – *gleich laut empfunden* werden. Dieser *Lautheitsausgleich* (bzw. Rekruitmentphänomen, s. o.) ist ein typisches Zeichen der Innenohrschwerhörigkeit.

Praktische Durchführung

Der Test erfordert zu seiner Durchführung ein *Audiometer mit Wechseltakt,* d. h. ein Gerät mit wechselseitiger Tongabe. Der Test kann nur bei einem seitendifferentem Gehör durchgeführt werden, d. h. wenn mindestens 30 dB Seitendifferenz *(mindestens in einer Frequenz!)* bestehen. Um eine möglichst zeitsparende Durchführung des Tests zu gewährleisten, wird auf der schlechter hörenden Seite mit einem Schallpegel 20 dB über der Hörschwelle die Prüfung begonnen. Dann wird auf der besser hörenden Seite die Lautstärke so lange hoch geregelt, bis der Patient beide Töne *gleich laut empfindet.* Wenn bei dieser Lautstärke die Einstellung auf beiden Seiten noch unterschiedlich ist, dann wird auf der schlechter hörenden Seite die Lautstärke um 20 dB gesteigert. Anschließend wird auf der besser hörenden Seite die Lautstärke so lange erhöht, bis beide Seiten gleich laut erscheinen (Abb. 15). Dieses Vorgehen muß u. U. mehrfach wiederholt werden, um einen *Lautheitsausgleich (gleiche Lautheit bei gleicher Lautstärke)* zu erzielen *(positives Rekruitment: Innenohr- bzw. Haarzellschaden).* Kommt es bei großen Lautstärken (über 100 dB SPL) zu *keinem Lautheitsausgleich (negatives Rekruitment),* muß eine neurale Genese der Schwerhörigkeit vermutet werden (Abb. 18).

2.4.2 SISI- und Lüscher-Test

Beim SISI- (short increment sensitivity index) und beim Lüscher-Test wird die Fähigkeit des Gehörs ausgenutzt, bereits sehr kleine Lautstärke*änderungen* zu erkennen. Psychoakustische Untersuchungen zeigen, daß wir in der Lage sind,

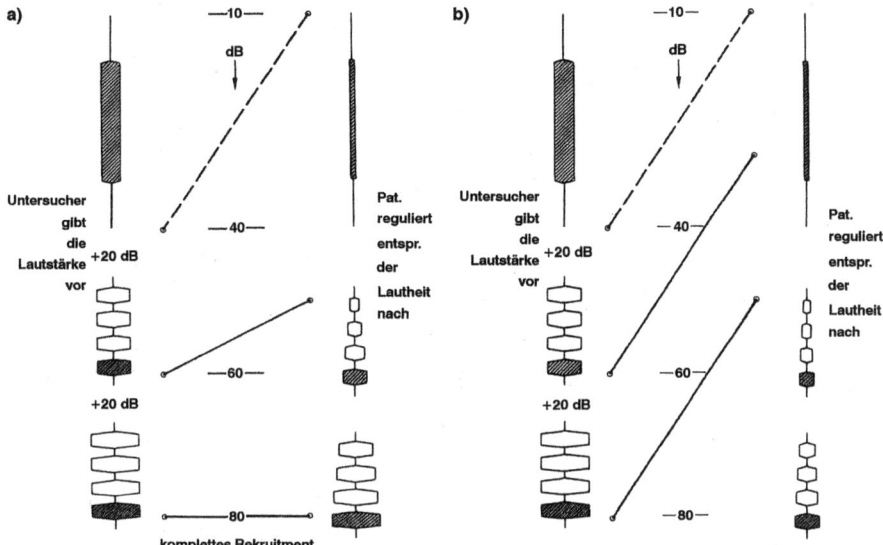

Abb. 15 a, b. Durchführung des Fowler-Tests und Aufzeichnungsbeispiel:
a Lautheitsausgleich bei 80 dB (postives Rekruitmentphänomen),
b fehlender Lautheitsausgleich (negatives Rekruitmentphänomen)

bei etwa 60 dB Lautstärke (d. h. bei Umgangssprache) noch die *Änderung der Lautstärke in der Größenordnung von 1 dB* zu erkennen. *Dieses Unterscheidungsvermögen für Lautstärkeänderungen nimmt bis 100 dB noch zu (Erkennbarkeit von 0,2 dB),* danach jedoch ab.

Der Innenohrschwerhörige (sensorische SH) behält diese Fähigkeit des Unterscheidungsvermögens für Lautstärkeänderungen bei, *während der Patient mit einer retrokochleären (neuralen) Schwerhörigkeit diese kleinen Lautstärkeänderungen nicht wahrnimmt (Abb. 16).*

Praktische Durchführung

Verwendet wird ein Audiometer mit einer automatischen SISI- bzw. Lüscher-Test-Einrichtung. Beim *SISI-Test* wird das Unterscheidungsvermögen des Gehörs für 1-dB-Lautstärkeänderungen geprüft. Der Test wird immer mit *20 dB (SL) durchgeführt, d. h. 20 dB über der LL-Schwelle.*

Die Gesamtlautstärke sollte mindestens 60 dB betragen. Die Testanordnung im Audiometer ist darauf abgestimmt, daß alle 5 s eine Lautstärkeerhöhung, sogenannte Inkremente (englisch „increments") von 1 dB (250 ms lang) dem Basiston aufmoduliert wird. Zwanzig dieser Inkremente werden in einem Testzyklus vorgegeben. *Werden alle 1-dB-Änderungen erkannt, beträgt das Ergebnis 100 % (5 % für jedes erkannte Inkrement).* Ergebnisse

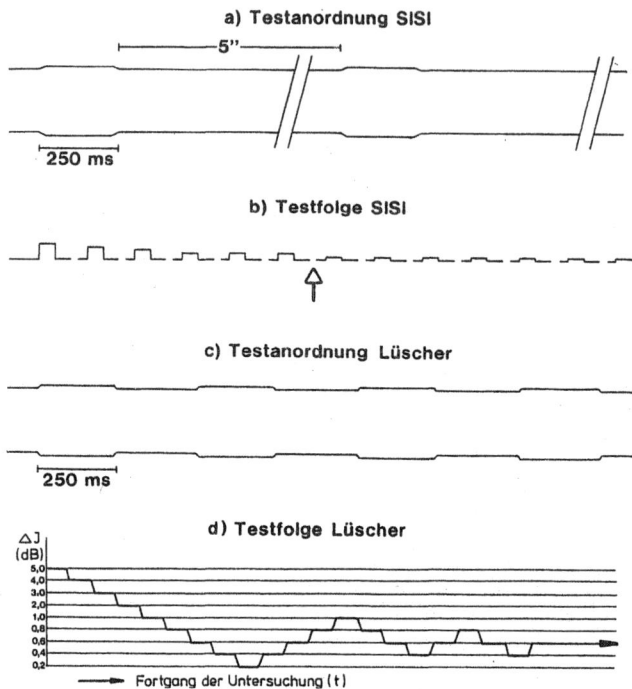

Abb. 16. Vergleich der einzelnen Testdurchführungen:
a, b SISI-Test, **c, d** Lüscher-Test

zwischen 85 und 100 % deuten auf eine sensorische, 0–15 % auf eine neurale SH hin. Ergebnisse, die zwischen 15 und 80 % liegen, können nicht gewertet werden (s. Abb. 16). Grundsätzlich können alle Frequenzen für den Test verwendet werden, sofern sie die o. g. Bedingungen erfüllen. Üblich ist jedoch die Testdurchführung in den Frequenzen 1–6 kHz.

Beim *Lüscher-Test* wird die Intensitätsunterschieds*schwelle* gesucht, d. h. der minimale Wert, bei dem eine Lautstärkeänderung gerade noch erkannt wird. Die Testanordnung unterscheidet sich vom o. g. Test: Beim Lüscher-Test werden die *Lautstärkeänderungen alle 250 ms für ebenfalls 250 ms moduliert.* Allerdings wird dieser Test ebenfalls bei 20 dB (SL) bzw. mindestens 60 dB (HL) durchgeführt. Als Ergebnis ergibt sich für die Innenohrschwerhörigkeit *(sensorische SH) ein Wert von 0,2–1 dB und von > 1 dB für die neurale SH* (s. Abb. 16).

Bei beiden Tests muß der Patient sehr genau über den Testablauf instruiert werden, damit er die Aufgaben durchführen kann. Es empfiehlt sich beim SISI-Test, grundsätzlich mit großen Inkrementen (z. B. 5 dB, 3 dB und 2 dB) zu beginnen, um dem Patienten die Testabfolge verständlich zu machen.

Ergebnisse von 50–70% beim SISI-Test ergeben sich häufig durch mangelnde Mitarbeit bzw. Aufklärung des Patienten.

2.4.3 Geräuschaudiogramm nach Langenbeck

Beim Geräuschaudiogramm wird die Tonschwelle im definierten Störgeräusch überprüft. Der Normalhörende und auch der Innenohrschwerhörige erkennen einen Ton im Geräusch bereits dann, wenn beide die gleiche Lautstärke aufweisen. Der Ton erscheint bei gleicher Lautstärke im Geräusch zumeist sprunghaft, so daß man auch vom *Klartonpunkt* spricht.

Praktische Durchführung

Für die Bestimmung der Hörschwelle im Geräusch wird heute zumeist ein Schmalbandrauschen verwendet. *Die Geräuschlautstärke wird auf einen Punkt im Audiogramm im Frequenzbereich zwischen 500 Hz und 6 kHz ausgelegt, dem Bezugspunkt (Abb. 17).* Die Wahl des Bezugspunkts ist für die Beurteilung der späteren Geräuschtonschwelle äußerst wichtig und sollte deshalb vor Beginn der Messung noch einmal überprüft werden. Entsprechend dieser Lautstärke wird das Geräusch nun eingestellt und der *Klartonpunkt* (s. o.) in den jeweiligen Frequenzen aufgesucht. Dabei sollte die Lautstärke 45–75 dB betragen. Das Geräusch muß häufig unterbrochen werden (z. B. beim Frequenzwechsel), um mögliche Effekte durch Schwellenschwund (s. Kap. 2) zu vermeiden.

Beim Normalhörigen und beim Innenohrschwerhörigen verläuft die Geräuschtonschwelle horizontal im Niveau der benutzten Geräuschlautstärke und mündet in den Bezugspunkt ein (sie „gabelt ein"). Bei der neuralen SH ist die Verdeckung durch das Geräusch größer: Der Patient hört den Ton erst 10 oder mehr dB lauter als das Geräusch; der Bezugspunkt wird damit ebenfalls nicht erreicht (Abb. 18).

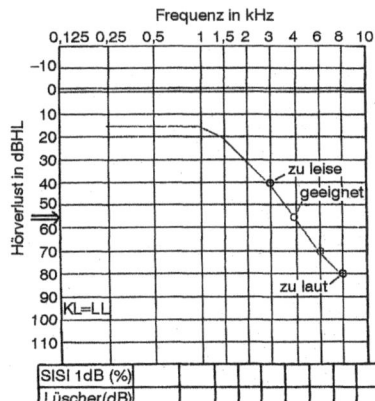

Abb. 17. Auswahl der Geräuschlautstärke beim Geräuschaudiogramm nach Langenbeck: Die Ausrichtung erfolgt auf den Bezugspunkt (40 dB zu leise, 80 dB zu laut)

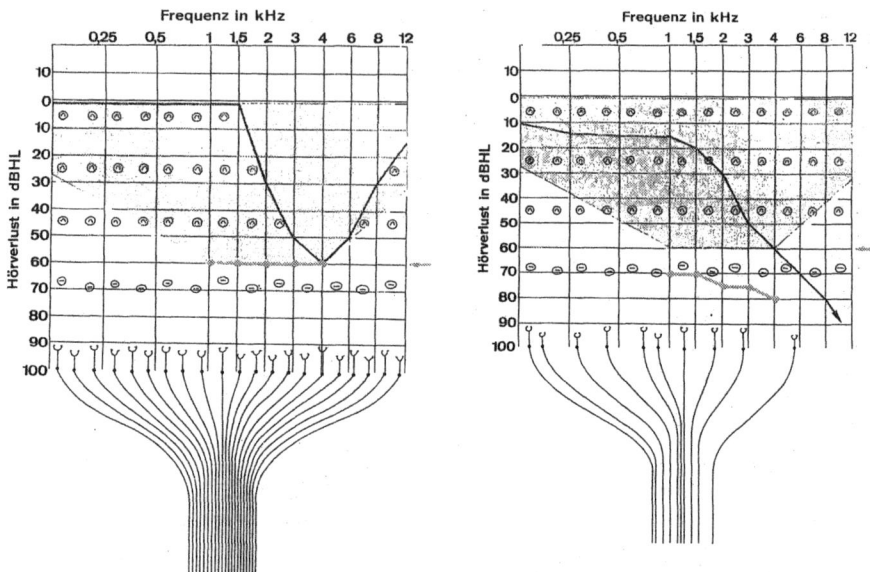

Abb. 18. Schematische Darstellung der 2 möglichen Ergebnisse beim Geräuschaudiogramm (eingezeichnet sind die drei Reihen äußerer Haarzellen: ÄHZ, eine Reihe innerer Haarzellen: IHZ, Hörnervenfasern: HN). **a** Innenohrschwerhörigkeit (rekruitmentpositiv) mit Steilabfall durch Ausfall äußerer Haarzellen. Der Frequenzgang des 60-dB-Geräuschs verläuft zwischen 1 und 4 kHz annähernd horizontal (grau), der Steilabfall versinkt im Geräusch. Die Geräuschtonschwelle verläuft deshalb – wie beim Normalhörenden – im Niveau des 60-dB-Geräuschs (Pfeil). **b** Neurale Schwerhörigkeit (rekruitmentnegativ) mit Diagonalabfall. Das 60-dB-Geräusch wird von den intakten inneren Haarzellen wahrgenommen, weitergeleitet an den Hörnerv und „blockiert" damit die wenigen erhaltenen Hörnervenfasern. Deshalb muß der Ton, um erkannt zu werden, lauter sein als das 60-dB-Geräusch. Die Geräuschtonschwelle liegt damit unter dem Niveau der benutzten Geräuschlautstärke

2.5 Simulation und Aggravation

Patienten, die einen Hörverlust (oder Taubheit) bei Normalhörigkeit oder geringgradiger Schwerhörigkeit bewußt vortäuschen, *simulieren*, und Patienten, die ein deutlich schlechteres Hörvermögen als das eigentlich vorliegende angeben, *aggravieren*. Beide Täuschungsversuche erlebt man häufig in der Begutachtungssituation, so daß sie einer gezielten Abklärung bedürfen. Dagegen abzugrenzen ist die *psychogene Hörstörung*, bei der der Patient in der Prüfsituation subjektiv schlechter hört, sich somit selbst täuscht.

Zusätzlich zu differenzieren ist die *Dissimulation*, d. h. die subjektive Angabe eines besseren Hörvermögens als eigentlich vorhanden . Dieses Verhalten ist in der Praxis selten.

Folgende Verhaltensweisen können Hinweis auf eine Simulation bzw. Aggravation sein:

– Demonstratives Verhalten, mit dem der Patient gezielt auf seine vermeintliche „Behinderung" (Schwerhörigkeit) hinweisen will.
– Wechselnde Angaben bei den audiometrischen Prüfungen
– Verweigerungshaltung bzw. mangelnde Kooperation bei den Untersuchungen (Simulation bzw. Aggravation) bzw. Überbetonung eines kooperativen Verhaltens (psychogene Hörstörung).

Praktische Durchführung

Um den Verdacht einer Simulation bzw. Aggravation bzw. das Vorliegen einer psychogenen Hörstörung auszuschließen, ergeben sich verschiedene Möglichkeiten:

– Mehrfaches, zeitverschobenes Durchführen der reintonaudiometrischen bzw. sprachaudiometrischen Untersuchung und Vergleich der Prüfergebnisse (Streuung der Meßergebnisse)
– Vergleich subjektiver (Reintonaudiometrie, Sprachaudiometrie) mit objektiven Hörprüfungen (Stapediusreflexschwelle, BERA, s. Abschn. 4.2.1; OAE, s. Abschn. 4.3)
– Anwendung von *Simulationsproben* für Schwerhörigkeit bzw. Surditas

Beim *Überhörversuch nach Langenbeck* wird die Reintonaudiometrie ohne Vertäubung durchgeführt. Der Patient wird aufgefordert, die Erkennung des Prüftones anzugeben, ohne auf die Seite zu achten, auf der der Ton gehört wird. Bei Vorliegen einer echten Surditas würde der Patient Überhörwerte (mit einem Überleitungsverlust von ~5–10 dB für KL und ~50 dB für LL) auf dem besser hörenden Ohr angeben. Er leugnet jedoch jeden Höreindruck.

Der *Stenger-Test* nutzt das Phänomen aus, daß ein auf beiden Seiten angebotener akustischer Reiz dort zuerst wahrgenommen wird, wo der Schall lauter und früher angeboten wird. Nach Ermittlung der Hörschwelle soll der Patient angeben, wenn er einen Prüfton auftauchen hört und wann er ihn nicht mehr hört. Zuerst wird der Ton kontinuierlich dem vermeintlich besser hörenden Ohr 5–10 dB überschwellig angeboten. Gleichzeitig erhöht man den Pegel des Tones auf dem schlechter hörenden Ohr. Wenn der Patient vorgibt, ununterbrochen zu hören, so weist dies auf einen Hörschaden am schlechter hörenden Ohr hin. Wenn der Patient ab einem bestimmten Lautstärkepegel angibt, nichts mehr zu hören, so ist dies der Nachweis einer Simulation bzw. Aggravation. (Da der Patient kontinuierlich den Prüfton auf dem besser hörenden Ohr angeboten bekommt, müßte er ihn auch kontinuierlich weiter hören. Ab einer gewissen Lautstärke auf dem vermeintlich schlechter hörenden Ohr jedoch „darf" der Patient nichts mehr auf diesem vermeintlich schlechter hörenden Ohr wahrnehmen.)

Bei beidseitiger Simulation einer Hörstörung bieten sich der *Lombard-Leseversuch bzw. der Test nach Lee* an. Beim ersten Test muß der Patient einen Text laut vorlesen, während ihm über LL ein Breitbandrauschen mit ansteigender Lautstärke angeboten wird. Bei Patienten mit einer hochgradigen Schwerhörigkeit ändert sich die Lautstärke des gesprochenen Lesetextes nicht, bei Normalhörenden dagegen deutlich (Zunahme der Lautstärke).

Beim Lee-Test wird dem Patienten ein von ihm vorgelesener Text mit geringer Zeitverzögerung (0,1–0,2 s) nach Aufnahme durch ein Tonband über einen Kopfhörer wieder zugeführt. Der Normalhörige kommt dadurch in seinem Sprechrhythmus aus dem Takt, er fängt in der Regel an zu stottern.

3 Sprachaudiometrie

Während die Reintonaudiometrie die Grundlage der audiometrischen Beurteilung des Hörvermögens eines Patienten darstellt, soll mit Hilfe der Sprachaudiometrie die Sprachverständlichkeit geprüft werden. Dies ist von Bedeutung im Rahmen der *Hörgeräteversorgung*, der *Überprüfung assoziativer (zentraler) Hörfunktionen* und bei der *Begutachtung von Hörschäden*. Der *Hauptsprachbereich des Menschen* (Abb. 19) erstreckt sich im wesentlichen zwischen 1 und 4 kHz, so daß sich Hörverluste in diesem Frequenzbereich besonders schwerwiegend auf das Sprachverständnis auswirken.

Der im deutschen Sprachraum am häufigsten eingesetzte Test ist der *Freiburger Sprachtest* (DIN 45621). Er besteht aus einem zweiteiligen Testmaterial (Abb. 20). Der *Zahlentest* (10 Gruppen zu je 10 mehrstelligen Zahlen) überprüft, um wieviel lauter als Normalhörenden man dem Patienten Sprache anbieten muß, damit er etwas versteht (*Hörverlust für Sprache*). Der *Einsilbertest* (20 Gruppen zu je 20 Einsilber) prüft, wieviel der Patient versteht (*Bestimmung des Diskriminationsverlusts bzw. der Sprachverständlichkeit*).

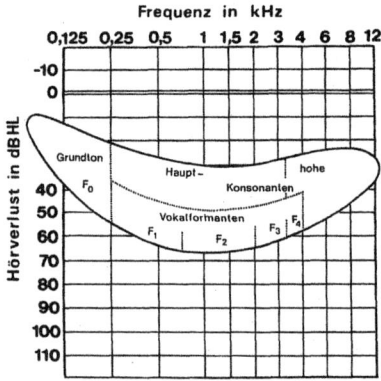

Abb. 19. Sprachfeld (eingezeichnet in das Reintonaudiogramm) mit Darstellung der Grundtöne, Konsonanten und Vokale (F0–F4: Grundformanten)

Die Anwendung sprachaudiometrischer Verfahren ist bei Ausländern bzw. bei Patienten mit Sprach- und Sprechstörungen (z. B. Stottern) nicht oder nur eingeschränkt möglich.

Heute wird die Sprachaudiometrie über CD-Wiedergabe des Testmaterials durchgeführt, was insbesondere im Rahmen der Begutachtung von Schwerhörigkeiten zu Diskrepanzen zwischen dem Reinton- und Sprachaudiogramm führen kann (s. u.), da das Testmaterial in höchster technischer Wiedergabequalität besonders gut verstanden wird.

Seltener angewandte sprachaudiometrische Tests sind der *binaurale Summationstest bzw. der dichotische Sprachverständlichkeitstest (nach Feldmann)*. Sie dienen der Diagnostik der sog. „*zentralen Schwerhörigkeit*". Diese Form der Schwerhörigkeit entsteht auf der Grundlage einer gestörten Verarbeitung der akustischen Information in einzelnen Gehirnabschnitten (z. B. Hirnstamm, Hirnrinde). Ursachen hierfür können neurologische Erkrankungen, Hirntumoren, durchgemachte Schädel-Hirn-Traumen u. ä. sein (vgl. Kap. 6).

Voraussetzung für jegliche sprachaudiometrische Prüfung ist die Reintonaudiometrie, um den einzusetzenden Schallpegel und das Hörvermögen des jeweiligen Ohres abzuschätzen.

Praktische Durchführung

Die sprachaudiometrische Prüfung erfolgt über Kopfhörer, also LL. Der Patient wird gebeten, die ihm vorgespielten Zahlen bzw. Wörter zu wiederholen. *Man beginnt bei der Untersuchung mit dem Zahlentest auf dem besser hörenden Ohr.* Zuerst sollte man dem Patienten Zahlen deutlich überschwellig anbieten, um ihm so eine Adaptation an die Prüfsituation zu erleichtern. Als Faustformel für die Anfangslautstärke gilt: $HV_{500Hz} + HV_{1000Hz} /2 + 20dB$. Man regelt die Lautstärke dann so lange herunter, bis der Patient beginnt, Verständnisschwierigkeiten zu zeigen. Bei diesem Pegel sollte dann eine komplette Zahlenreihe (10 Zahlen) geprüft werden, so daß der Patient etwa 50 % der Zahlen versteht. Wenn der Prozentsatz der verstandenen Zahlwörter deutlich unter 50 % liegt, wird die Prüfung mit einem um 5 dB lauteren Ton wiederholt. Ziel der Zahlentestung ist es, den Lautstärkepegel festzustellen, bei dem der Patient 50 % der Zahlen versteht (a_1-Wert). Damit gelingt die Festsetzung der *Sprachverständlichkeitsschwelle für Zahlen*.

Beim *Einsilbertest* wird geprüft, wieviel % des Testmaterials bei unterschiedlichen Prüflautstärken (60, 80, 100 dB) verstanden wird. Als Testmaterial dienen Reihen phonetisch aufeinander abgestimmter Testwörter (Material in Überarbeitung). In Einzelfällen kann die Prüflautstärke bis zu 120 dB erhöht werden. Begonnen wird ebenfalls auf dem besser hörenden Ohr (Abb. 20). Die Prüfung kann bei stark seitendifferentem Gehör (Differenz zwischen KL des besser hörenden Ohres und kontralateraler LL-Schwelle bei 1kHz größer als 50 dB) eine *Vertäubung* (s. Abschn. 2.2) des besser hörenden Ohres erfordern (über Kopfhörer, d. h. LL). Dies geschieht mit Breitbandgeräuschen. Die Vertäubungslautstärke für Zahlen sollte etwa 50–60 dB, die für Einsilber 60–70 dB betragen.

Im Rahmen der Hörgeräteüberprüfung ist es erforderlich, die *Sprachaudiometrie im freien Schallfeld* durchzuführen. Dabei muß der korrekte räumliche Abstand zwischen Lautsprecher und Probanden eingehalten werden.

Anhand des Sprachaudiogramms läßt sich der *prozentuale Hörverlust (nach Boenninghaus und Röser)* ermitteln. Dies geschieht unter Verwendung der einschlägigen Tabellenwerke und ist vor allem bei gutachterlichen Fragestellungen von Interesse (Feldmann 1988).

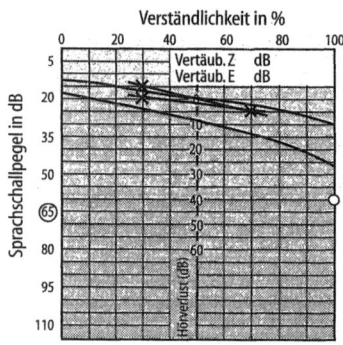 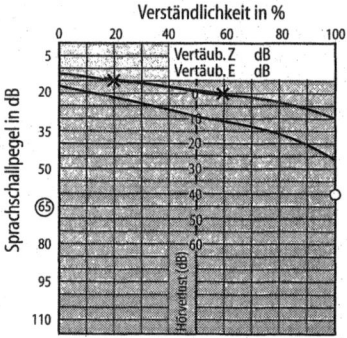

Abb. 20. Formular des Sprachaudiogramms mit eingezeichnetem Normalverlauf: Der Normalhörende versteht bei einem Sprachschallpegel von 18,5 dB 50% der angebotenen Zahlworte (a_1-Wert) (x), und bei 50 dB 100% der einsilbigen Prüfwörter (o)

4 Objektive Audiometrie

Die objektive Audiometrie umfaßt all die Prüfverfahren, die ohne die (subjektive) Mithilfe des Patienten möglich sind. Sie werden zur genauen Bestimmung des Hörvermögens im Bereich des Mittel-, Innenohrs bzw. der retrokochleären Anteile der Hörbahn eingesetzt. Außerdem kommen sie zur Anwendung, wenn eine Mitarbeit erschwert oder nicht möglich ist (z. B. beim Kind) oder in der Begutachtungssituation (Verdacht auf Simulation oder Aggravation).

4.1 Impedanzaudiometrie

Bei der Impedanzaudiometrie wird im äußeren Gehörgang die *Impedanzänderung* am Trommelfell registriert, die entsteht, wenn sich die mechanischen Gegebenheiten des Mittelohrs verändern.

Grundsätzlich wird beim Auftreffen von Schallwellen auf ein anderes Medium immer ein gewisser Anteil der Schallenergie reflektiert, während der Rest in das neue Medium übergeht. Der reflektierte Anteil ist um so größer, je schallhärter das zweite Medium ist. Spricht man z. B. gegen einen Vorhang, so wird man die Sprache auf der anderen Seite noch verstehen; bei einer Mauer ist dieses aber nicht der Fall, da sie wesentlich schallhärter als der Vorhang ist. Die Schallhärte eines Mediums wird in der Technik *als Impedanz bezeichnet und läßt sich meßtechnisch z. B. durch das Maß an Reflexionen bestimmen. Dieses bildet die Grundlage des klinischen Impedanzmeßverfahrens.*

4.1.1 Tympanometrie

Bei der Tympanometrie wird die Impedanz des Trommelfells durch Druckänderungen im äußeren Gehörgang registriert. Mittels einer Sonde (in der sich ein Mikrofon und ein Schallgeber befinden) wird der äußere Gehörgang luftdicht abgeschlossen, um die Reflexionen des Sondentons am Trommelfell über das Mikrofon messen zu können (Abb. 21). *Im Normalfall (bei normaler Tubenfunktion u. normalem Mittelohr) herrscht bei normalem Luftdruck Druckgleichheit im Mittelohr und im Gehörgang; d. h. das Trommelfell ist maximal beweglich (Compliance maximal), die Schallreflexionen sind minimal.* Die durch die Druckänderungen (von +300 dPa bis –300 dPa) entstehende Compliancekurve wird durch das Meßgerät aufgenommen. Sie hat ihr Maximum bei Druckgleichheit im Gehörgang und Mittelohr.

Praktische Durchführung

Der Gehörgang wird mittels der Sonde des Impedanzgeräts luftdicht verschlossen. Dann wird zunächst ein Überdruck von 300 dPa erzeugt, der dann langsam bis zu einem Unterdruck von –300 dPa verändert wird. Dabei wird die Complianceanzeige des Geräts beobachtet und der Druck notiert, bei dem die Compliance am größten ist. Nach Möglichkeit sollte die Kurve (Druck über Compliance) mit Hilfe eines Schreibers aufgezeichnet werden. So ist es möglich, nicht nur den Punkt der maximalen Compliance zu bestimmen, sondern auch die Form der Kurve zu betrachten. Kurven mit ausgeprägtem, aber von 0 dPa in den Minusbereich verschobenem Maximum deuten auf einen Unterdruck in der Pauke hin und signalisieren eine *Tubenfunktionsstörung.* Flach verlaufende Compliancekurven mit reduzierten Compliancewerten weisen auf einen serösen oder schleimhaltigen Erguß im Mittelohr hin (Sero-, Mukotympanon). Extem hohe Compliancegipfel weisen zumeist auf schlaffe Trommelfellnarben hin, können aber auch Ausdruck einer Kettenunterbrechung sein (Abb. 21).

4.1.2 Akustisch ausgelöster Stapediusreflex

Der Stapediusreflex ist ein *akustikofazialer* Reflex; d. h. die afferente Bahn wird durch das Mittelohr, das Innenohr und den Hörnerv gebildet. Der efferente Anteil ist der Nervus facialis, der u.a. auch den Stapediusmuskel innerviert. Die

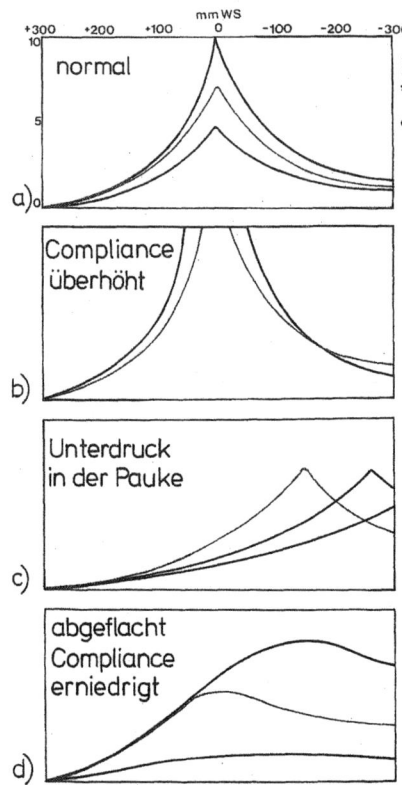

Abb. 21 a–d. Zusammenstellung der verschiedenen Tympanogrammtypen: **a** Normalverlauf, **b** überhöhter Kurvenverlauf (Compliance hoch, z. B. Gehörknöchelchen-unterbrechung), **c** verschobener Kurvenverlauf (negative Compliance; z. B. Tuben-Mittelohr-Katarrh), **d** abgeflachter Kurvenverlauf (flache Compliance; z. B. MO-Erguß)

Umschaltung zwischen Afferenz und Efferenz erfolgt wahrscheinlich im Bereich des Nucleus cochlearis und des oberen Olivenkomplexes auf die Fazialiskerne beidseits. Der genaue Reflexablauf innerhalb des Hirnstamms ist bisher nicht bekannt.

Da der Reflex der bewußten Beeinflussung unzugänglich ist, muß man annehmen, daß er nur wenige Umschaltstationen durchläuft. Auch die geringe Latenzzeit von weniger als 10 ms bis zur Muskelkontraktion spricht dafür. Über die Bedeutung dieses Reflexes ist seit langem spekuliert worden. Möglicherweise schützt er den Hauptsprachbereich des Innenohrs vor Schallschäden. Die Kontraktion des Stapediusmuskels bewirkt eine Versteifung der Gehörknöchelchenkette und führt damit auch zu einer Versteifung des Trommelfells. Die Impedanz des Gesamtsystems wird größer.

Die Messung erfolgt wie bei der Tympanometrie *mittels einer Brückenschaltung über eine Gehörgangssonde, die auf die normale Reflexion eines lautstärkekonstanten Sinustons abgeglichen wird. Vermehrte Reflexionen, bedingt durch die Muskelkontraktion, bringen die Brücke aus dem Gleichgewicht und können z. B. an einem Zeigerinstrument abgelesen werden.*

Grundsätzlich erfolgt eine *Kontraktion des Musculus stapedius auf einen unilateralen Reiz immer beidseits.* Damit können Reizung und Registrierung auf einer Seite erfolgen – man nennt diese die *ipsilaterale* Ableitung – oder bei Reizung auf der einen und Registrierung auf der Gegenseite die *kontralaterale* Ableitung. Um die Meßergebnisse genau interpretieren zu können, muß zur Auswertung der Messung *streng unterschieden werden zwischen dem Reizohr – hier wird der Reflex durch einen Tonreiz ausgelöst – und dem Sondenohr, wo die Impedanzänderung registriert wird.* Eine Reflexauslösung kann nur dann erfolgen, wenn auf der Reizseite ein genügend großes Potential aufgebaut wird, d. h. Mittel- und Innenohr müssen weitgehend intakt sein. Da die zu registrierende Impedanzänderung sehr klein ist, darf auf der Registrierseite keine Mittelohrstörung vorliegen.

Praktische Durchführung

Zur Messung wird dem Patienten mit einer Sonde der äußere Gehörgang verschlossen. In dieser Sonde befinden sich Schallgeber und Meßmikrofon für die Registrierung der Impedanzänderung. Ein weiterer Schallgeber dient zur ipsilateralen Auslösung des Reflexes. Zur kontralateralen Auslösung wird dem Patienten ein Kopfhörer auf das Gegenohr gesetzt. *Mit zunächst überschwelligen (80–90 dB) und dann leiser bzw. lauter werdenden Tonreizen wird ipsi- und kontralateral die Stapediusreflexschwelle in den Frequenzen 500, 1 000, 2 000 und 4 000 Hz ermittelt.*

Die klinische Wertung der kontra- und ipsilateralen Impedanzänderung setzt eine eindeutige Begriffsbestimmung mit einer unmißverständlichen Aufzeichnung der Befunde voraus. Das läßt sich erreichen, wenn die *kontra- und ipsilateral ausgelösten Reflexe immer auf der Seite des Sondenohrs vermerkt werden (Abb. 22).*

Das bedeutete für die Unterscheidung zwischen Mittel- und Innenohrschwerhörigkeit:

– Geht es um eine *Mittelohrschwerhörigkeit*, ist ausschließlich die *Registrierbarkeit* des Reflexes zu beurteilen. Trommelfelldefekte, otosklerotische Fixation der Gehörknöchelchen oder ein Mittelohrerguß machen eine Registrierung der Impedanzänderung unmöglich. Mittelohrschwerhörigkeiten fallen zumeist bereits bei der klinischen Untersuchung, spätestens aber durch eine KL-LL-Differenz im Tonschwellenaudiogramm auf. Dementsprechend kann man bei derartigen Vorbefunden bereits mit einem Ausbleiben der Reflexantwort rechnen. Die Impedanzmessung dient hier mehr der Kontrolle und weist bei einer Registrierbarkeit auf einen Meßfehler in der Tonschwellenbestimmung hin und hilft so, Fehldiagnosen zu vermeiden.

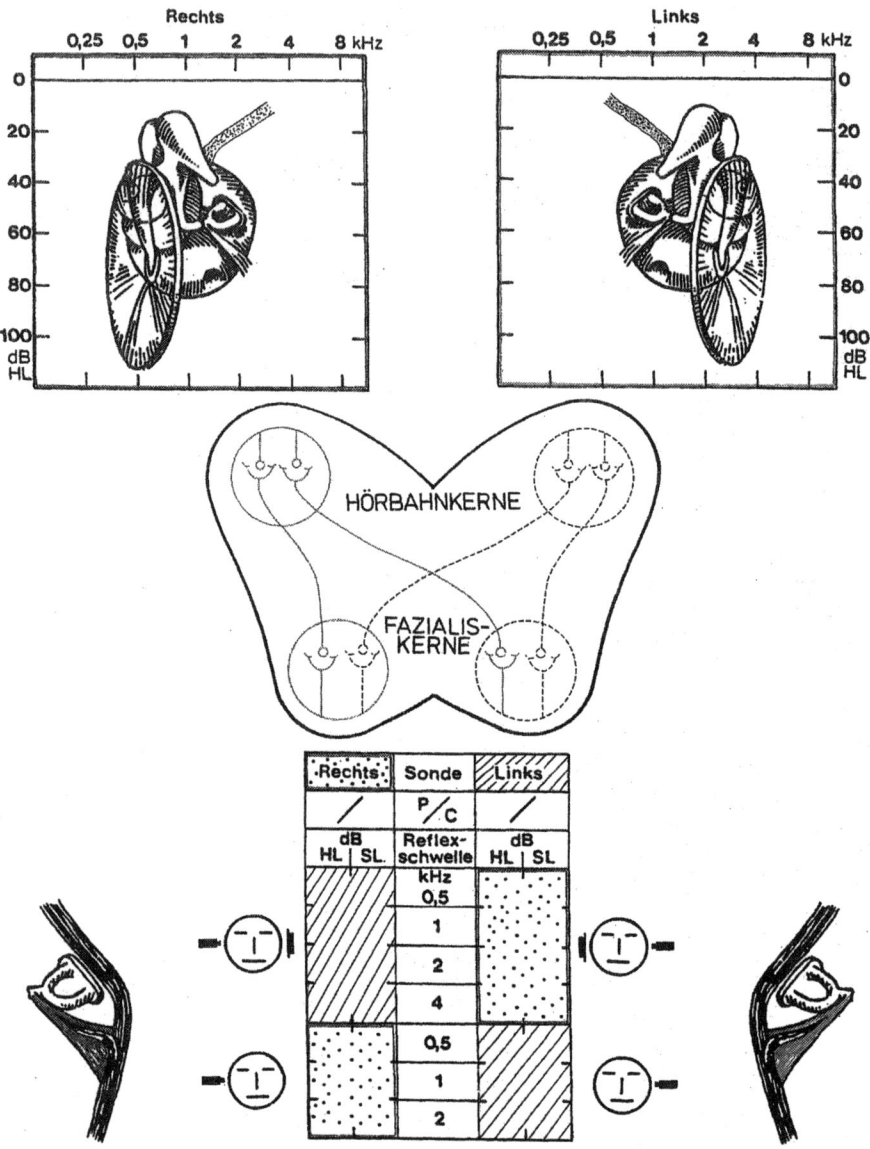

Abb. 22. Aufzeichnungsschema für den Stapediusreflex: In die beiden Audiogramme
sind die am Reflex beteiligten Strukturen des Mittel- und Innenohrs sowie der Hörnerv
eingezeichnet. Die Mitte der Abb. gibt die Reflexverbindungen im Hirnstamm (zwischen
Fazialis- und Hörnervenkernen) wieder. In den unteren Teil werden die Reflexschwellen-
werte in dB HL und dB SL eingetragen. Schraffiert bzw. gestricheltl werden die vom linken
Ohr ausgelösten Reflexe, punktiert die vom rechten Ohr eingetragen. Im oberen Teil werden
die Reflexwerte nach kontralateraler Beschallung, im unteren Anteil die nach ipsilateraler
Beschallung eingetragen

– Zur Differentialdiagnose der *Innenohr- oder Hörnervenschwerhörigkeit*
muß die *Auslösbarkeit* des Reflexes betrachtet werden.
Für die Diagnostik der Innenohrschwerhörigkeit muß man wissen, daß
die Stapediusreflexschwelle beim Hörgesunden aber auch bei der Innenohrschwerhörigkeit bis etwa 50 dB bei ca. 70–90 dB liegt. Erst bei Innen-
ohrschwerhörigkeiten von mehr als 50 dB steigt auch die Reflexschwelle
mit dem Hörverlust an. Dieses Verhalten wird als *Rekruitmentäquivalent*
gedeutet (sog. *Metz-Rekruitment*) und ist typischerweise nur bei der
Innenohrschwerhörigkeit zu finden. Es erklärt aber auch, warum die Sta-
pediusreflexmessung nur bedingt als objektive Hörprüfung zu verwenden
ist: Eine normale Reflexschwelle kann auf einen Hörverlust von 0–50 dB
hinweisen. Erst bei erhöhter Reflexschwelle und dem Ausschluß einer
Mittelohrkomponente kann man auf einen Hörverlust von mehr als 50
dB schließen.

Bei der Diagnostik retrokochleärer (sog. neuraler) Schwerhörigkeiten mittels des Stapediusreflexes ist zu unterscheiden zwischen *Schwerhörigkeiten,
die zentral, also jenseits der Reflexbahn gelegen sind, und Schwerhörigkeiten,
die im Bereich der unteren Hörbahn auftreten.* Bei zentraler Schwerhörigkeit
kann trotz einer Hörminderung der Stapediusreflex noch erhalten sein,
dagegen ist die Reflexbahn bei einer Hörnervenschwerhörigkeit (z. B. Akustikusneurinom) gestört. Hier fällt der Reflex – ipsi- wie kontralateral –
regelmäßig zunächst in den hohen und dann auch in den tiefen Frequenzen
aus. Es ergibt sich im Aufzeichnungsprotokoll ein typisches Ausfallmuster,
das mit hoher Wahrscheinlichkeit (ca. 80%) auf eine peripher-neurale Genese der Schwerhörigkeit hinweist. Da für den Ausfall des Reflexes viele Möglichkeiten bestehen, sind derartige Befunde durch andere audiologische
Tests und durch bildgebende Verfahren (z. B. CT/MRT) abzusichern.
Für die Konstellation pathologischer kontra- und ipsilateraler Befunde
sind verschiedene Möglichkeiten denkbar. So könnte der Reflex von einer
Seite her nicht auslösbar sein und damit bei kontra- und ipsilateraler Reizung fehlen, wie z. B. beim Akustikusneurinom. Denkbar ist aber ebenso der
isolierte Ausfall des kontralateralen Reflexes bei medialen Prozessen im
unteren Hirnstamm sowie der isolierte Ausfall des ipsilateralen Reflexes bei
lateral gelegenen Läsionen. Derartige Reflexausfälle sind immer nur in Ver-
bindung mit dem klinischen Bild zu werten und bedürfen in jedem Einzelfall
der Kontrolle. Damit wird aber deutlich, daß der Stapediusreflex eine neu-
rootologische Differentialdiagnostik ermöglicht.

*Damit lassen sich folgende Unterscheidungen mittels der Impedanzmesung vor-
nehmen:*

– *Ausschluß der Mittelohrschwerhörigkeit (Reflex registrierbar),*
– *Differenzierung zwischen Innenohrschwerhörigkeit und retrocochleärer (neuraler) Hörstörung (Metz-Rekruitment positiv),*

– *Differenzierung zwischer peripher-neuraler (Reflex nicht auslösbar) und zentral-neuraler Schwerhörigkeit (Reflex trotz Hörstörung normal auslösbar).*

4.2 Akustisch evozierte Potentiale (AEP)

Die electric response audiometry (ERA) ist ein objektives Hörprüfverfahren, bei dem durch akustische Reize ausgelöste Änderungen (Reizantworten) im Elektroenzephalogramm (EEG) registriert werden. Dazu muß man sich einiger technischer Hilfsmittel bedienen, um diese akustisch induzierten Antworten aus dem normalen EEG-Signal herauszufiltern.

Durch Variation der akustischen Reizformen und der elektrischen Aufnahmeparameter können Reizantworten aus dem gesamten Bereich der Hörbahn abgeleitet werden (vgl. Kap. 1). Sie unterscheiden sich in ihrem zeitlichen Auftreten nach Reizbeginn (der sog. Latenz), im Muster (der sog. Potentialmorphologie) und in der Amplitude. Beruhigende Medikamente bzw. Schlafmittel (Sedativa und Narkotika) haben unterschiedliche Einflüsse auf die ERA-Aufzeichnungen (s. S. 36). Abgesehen von der objektiven Bestimmung der Hörschwelle, liegt der Wert der ERA vor allem in der topischen Diagnostik (d. h. der Lokalisation) von Hörstörungen.

Grundsätzlich lassen sich die Reizantworten in 3 Gruppen unterteilen, die sich im wesentlichen aus ihrem zeitlichen Auftreten ergeben (Abb. 23).

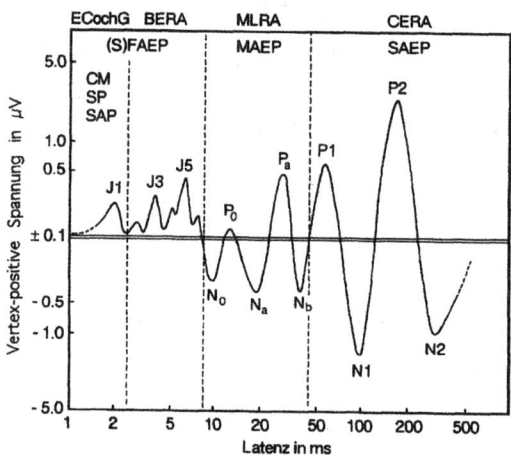

Abb. 23. Einteilung der elektrisch evozierten Potentiale nach dem zeitlichen Auftreten mit der Bezeichnung der dabei auftretenden Wellen (FAEP frühe AEP; MAEP mittellatente AEP; SAEP späte AEP). Aus: Hoth/Lenarz: „Elektrische Reaktions-Audiometrie", Springer, 1994 (mit freundlicher Genehmigung)

4.2.1 Frühe akustisch evozierte Potentiale (FAEP)

Zu den frühen akustisch evozierten Potentialen gehören die elektrischen Aktivitäten, die aus dem Bereich der Cochlea, dem Hörnerv und dem Hirnstamm abzuleiten sind. Sie treten in den ersten 10 ms nach Reizbeginn auf.

Dabei ist zu unterscheiden zwischen der Elektrokochleographie, bei der die Potentiale mittels einer auf dem Promontorium plazierten Nadelelektrode (Abb. 24) sowie zweier Hautklebeelektroden abgeleitet werden, und der Hirnstammaudiometrie (BERA: brainstem electric response audiometry), bei der zur Ableitung nur Hautklebeelektroden verwendet werden.

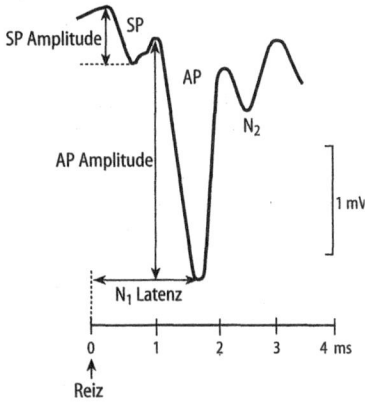

Abb. 24. Elektrokochleographische Antwort auf einen Click-Reiz hin (SP Summationspotential; AP Aktionspotential des Hörnervs mit den 2 ersten negativen Peaks, N1 und N2)

Hirnstammaudiometrie (BERA)

Mit Ableitelektroden an der Kopfhaut lassen sich nach akustischer Stimulation vom Hirnstamm evozierte Potentiale ableiten, die in den ersten 10 ms der Poststimulusphase erscheinen. Sie beinhalten einen charakteristischen Komplex von 7 (sog. vertexpositiven) Wellen (Abb. 25a). Die einzelnen Wellen werden mit JI bis VII bezeichnet (nach JEWETT, einem amerikanischen Audiologen). Eine genaue Zuordnung der einzelnen Wellen zu ihren Entstehungsorten im Verlauf der Hörbahn gelingt bislang nur mit Einschränkung. Als relativ gesichert gilt der Ursprung von *JI und JII im Hörnerven (N. vestibulocochlearis).* Für JIII wird allgemein eine Abstammung aus dem *Olivenkomplex,* für JIV aus dem *Lemniscus lateralis und für JV aus dem Colliculus inferior* angenommen. Noch ungeklärt ist dagegen die Herkunft von JVI und JVII. Als Entstehungsorte werden für JVI das Corpus geniculatum mediale im Thalamus und für JVII thalamokortikale Gebiete diskutiert.

Die BERA gilt heute als fester Bestandteil der klinischen Hörprüfung. Als besonders hilfreich zur Beurteilung des Hörvermögens hat sich diese zuverlässige und objektive Meßmethode für die *Hörschwellenbestimmung bei Kindern* sowie *unkooperativen oder geistig retardierten Patienten* erwiesen, von denen nur unklare oder widersprüchliche Audiometerbefunde erhoben werden können. Bei Erwachsenen wird die BERA-Messung hauptsächlich angewandt, um *kochleäre und retrokochleäre Schädigungen der Hörbahn zu unterscheiden und topodiagnostisch zu erfassen.*

Zur Auswertung der BERA werden die *Latenzzeiten* (und ggf. auch die Amplituden) der dominierenden positiven und negativen Gipfel des Reizantwortmusters bestimmt, d. h. die 5 positiven Gipfel JI–JV. Im einzelnen werden die *Absolutlatenzen für JI und JV sowie die Zeitdifferenz (Interpeaklatenz, IPL) zwischen JI und JV* errechnet (Abb. 25). Zur Orientierung können die Richtwerte dienen, daß bei Rechteckreizen von 80 dB nHL (normalised, d. h. kalibriert auf die Lautheit des Dauertons dBHL) die Absolutlatenzen für JI 1,6 ms betragen, für JV 5,6 ms und für die IPL 4 ms (Normkurven s. Abb. 25). Das Ausmessen der Latenzzeiten kann schon während der Messung (on line) oder nach Ende der Untersuchung (off line) erfolgen. Die so ermittelten Werte sollten im Diagramm mit Normwerten verglichen werden, die für jede Untersuchungseinheit spezifisch bestimmt werden müssen (Abb. 25).

Abweichungen von dieser Norm sind dann deutlich zu erkennen und für eine Diagnostik zu verwenden. Zur Vermeidung von Fehlinterpretationen sollten auf jedem Meßprotokoll die eingestellten Meßparameter vermerkt sein, um eine spätere Überprüfung der Auswertung zu ermöglichen.

Die verschiedenen Formen der Schwerhörigkeit erzeugen typische Abweichungen von der Normlatenzkennlinie und sind daher im Lautstärke-Latenz-Diagramm (sog. ERA-gramm) eindeutig zu differenzieren:

- *Bei der reinen Mittelohrschwerhörigkeit,* die physikalisch eine Dämpfung des Eingangspegels bewirkt, wird die Latenzkennlinie um den Wert der Knochenleitungs-Luftleitungs-Differenz parallel verschoben. Die IPL der Wellen I–V entspricht jedoch der Norm.
- *Bei der reinen Innenohrschwerhörigkeit* weicht die Latenzkennlinie schwellennah von der Norm ab. Im überschwelligen Bereich entspricht sie wieder der Norm (Rekruitment). Bei Hochtonsteilabfällen kann u. U. auch bei großen Reizlautstärken die Normlatenz nicht mehr erreicht werden. Eine normale IPL (ca. 4,0 ms) zeigt aber, daß die peripher-neuralen Bahnen intakt sind .
- *Die neurale Schwerhörigkeit* weist sowohl bei der Absolutlatenz als auch bei der IPL deutliche Verlängerungen auf, die auch bei hohen Reizlautstärken bestehenbleiben. In den meisten Fällen kann auch nicht annähernd die im Tonschwellenaudiogramm ermittelte Hörschwelle erreicht werden.

Überwiegend werden im audiologischen Alltag die Reizantworten aus dem Hirnstamm registriert (BERA), ggf. frequenzspezifisch auch die Reizantworten aus der Hirnrinde (CERA). Dabei ist wichtig, daß nur die Ableitungen aus dem *Hirnstamm* (BERA) durch eine Sedierung *nicht beeinflußt werden.* Die Reizantworten lassen sich aber nur auf den Frequenzbereich > 2000 Hz beziehen. Die später zu registrierenden Potentiale werden durch eine Sedierung z. T. erheblich verfälscht.

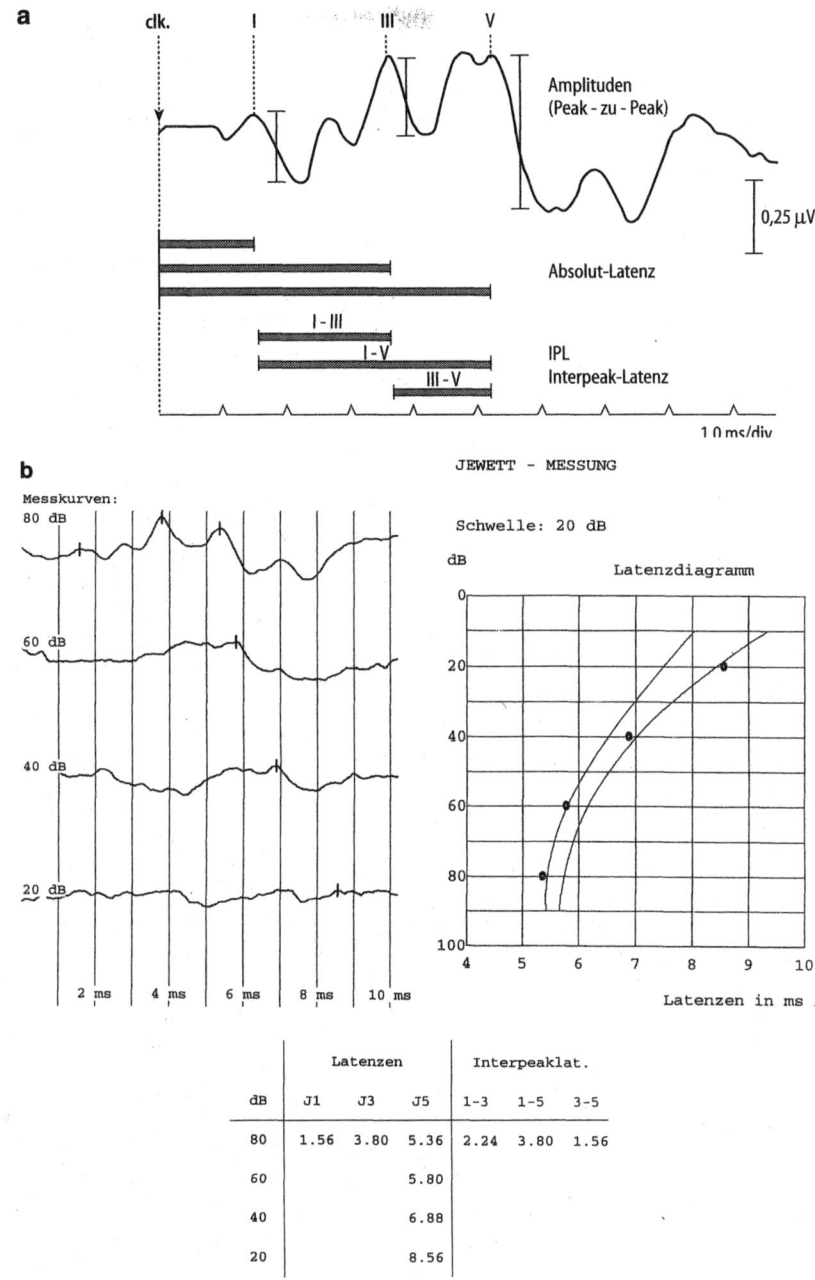

Abb. 25. a Darstellung des Kurvenverlaufs der BERA-Registrierung mit Kennzeichnung der auftretenden Peaks und den auszumessenden Absolut- und Interpeaklatenzen.
b Registrierbeispiel eines Normalverlaufs beim Erwachsenen (ermittelt mit aufsteigenden Reizpegeln)

Praktische Durchführung

Vor der ERA-Ableitung muß geplant werden:

- welches Ziel die Messung haben soll (z. B. Hörschwellenbestimmung),
- welche Reizantworten abgeleitet werden sollen (z. B. JI–JV bei der BERA),
- ob ggf. eine Sedierung erforderlich ist.

Die eigentliche Untersuchung beginnt mit einer Aufklärung des Patienten. Er sollte (sofern er nicht sediert ist) möglichst ruhig liegen, um die Meßdauer nicht unnötig zu verlängern und um das Auftreten von Störpotentialen (aus der Muskulatur) zu verhindern. Eine Aufklärung über die ungefähre Dauer der Messung wirkt oft beruhigend. Zur Ableitung werden Hautklebeelektroden (bei der ECOG auch eine Nadelelektrode) angelegt (am ipsilateralen Mastoid, kontralateralen Mastoid und am Vertex oder an der Stirn). Der Differenzeingang des Verstärkers muß jeweils mit den Elektroden des ipsilateralen Mastoids und des Vertex verbunden werden. Das kontralaterale Mastoid dient zur Erdung. Um eine optimale Signalübertragung zu erreichen, sollte der Übergangswiderstand der Elektroden weniger als 5 kΩ betragen.

Die Messung beginnt mit der *Einstellung der für die jeweilige Reizantwort typischen Meßparameter* (d. h. Grenzen des Hoch- und Tiefpaßfilters, Reizfolgerate, Anzahl der Mittelungen, Zeitausschnitt, akustische Reizform und Lautstärke). *Obwohl diese Parameter nicht standardisiert sind, haben sich in der Praxis bei der BERA- Ableitung folgende Parameter bewährt:*

- Filterbereiche von 100–2 000 Hz,
- Reizfolgeraten von 10–30 Reize pro Sekunde,
- Mittelungzahlen von 2 000–3 000 und
- ein Zeitausschnitt von 10–20 ms bewährt.

Als Reizform wird allgemein ein *Click* (z. B. ein Rechteck von 200 μs Dauer) verwendet, der subjektiv in seiner Lautstärke (nHL) kalibriert werden muß, um später einen Bezug zur Dauertonschwelle zu haben.

Analog gelten als Richtwerte für die Reizantworten mittlerer Latenz bzw. der Hirnrinde (Angaben in Klammern) ein Filterbereich von 20–300 Hz (0,1–15 Hz), Mittelungzahlen von 500–1 000 (50), eine Reizfolgefrequenz von 6–12/s (0,5/s) und ein Zeitausschnitte von 50–100 ms (500 ms). Als Reiz wird für die Antworten mittlerer Latenz entweder ein Click oder ein Tonburst verwendet; Hirnrindenpotentiale werden durch Tonimpulse von > 150 ms evoziert.

Begonnen werden sollte die BERA-Ableitung zunächst mit einer stark überschwelligen Lautstärke (z. B. 80 dB nHL), um Muster und Latenzzeit der Reizantwort klar erkennen zu können. Es schließen sich dann Ableitungen mit jeweils um 10–20 dB verringerter Lautstärke an, bis die Hörschwelle ermittelt ist. *Kann bei großer Lautstärke keine Reizantwort erkannt werden, sollte man mittels zweier Messungen mit maximaler Lautstärke das negative Ergebnis absichern.* In jedem Fall sollten Messungen in mehreren Lautstärken erfolgen, um ein Lautstärke-Latenz-Diagramm erstellen zu können.

Zur Auswertung der BERA- Ableitung werden die Latenzzeiten (und ggf. auch die Amplituden) der dominierenden positiven und negativen Gipfel des jeweiligen Reizantwortmusters bestimmt. Diese sind bei den Hirnstamm-reizantworten die 5 positiven Gipfel JI–JV, wobei vor allem die absoluten Zei-ten der Wellen I und V sowie die *Zeitdifferenz (Interpeaklatenz, IPL)* zwischen I und V (als Anhaltspunkt gilt für Rechteckreize bei 80 dB nHL 1,6 ms für JI, 5,6 ms für JV und 4 ms für die IPL) von Bedeutung sind. Für die Reizantwor-ten mittlerer Latenz sind die positiven Gipfel P_0 (mit 10–14 ms Latenz) und P_a (26–36 ms) sowie der negative Peak N_a (16–22 ms) bestimmend, für die Hirnrindenableitung der negative Gipfel N_1 (mit 90–120 ms Latenz).

Das Ausmessen der Latenzzeiten kann schon während der Messung (on line) oder nach Ende der Untersuchung (off line) erfolgen. Die gemessenen Werte sollten im Diagramm auf für jede Meßanlage spezifische Normwerte bezogen werden. Abweichungen von dieser Norm sind dann deutlich zu erkennen und für eine Diagnostik zu verwenden.

Zur Vermeidung von Fehlinterpretationen sollten auf jedem Meßproto-koll die eingestellten Meßparameter vermerkt sein, um eine spätere Über-prüfung der Auswertung zu ermöglichen.

4.2.2 Potentiale mittlerer Latenz (MAEP; middle latency response, MLR)

Damit sind die Potentiale gemeint, die im Zeitbereich von 10–60 ms nach Reizbe-ginn zu registrieren sind und deren neuronale Anteile aus dem Thalamus und dem primären auditorischen Kortex stammen. Die ebenfalls auftetenden myogenen Komponenten (Störpotentiale) werden der Nacken- und Kaumuskulatur zuge-schrieben. Bei der MLR-Ableitung verwendet man ebenfalls Hautklebeelektro-den. Neben der Polarität (P für positiv u. N für negativ) werden die entstehenden MLR-Antworten mit den Indexen 0, 1, 2, a, b und c charakterisiert (s. Abb. 23).

4.2.3 Späte akustisch evozierte Potentiale (SAEP)

Die späten akustisch evozierten Potentiale (s. Abb. 23) treten ca. 60–500 ms nach Reizbeginn auf und lassen sich dem sekundären und tertiären auditorischen Kortex zuordnen. Nach ihrer auf den Vertex bezogenen Polarität werden sie mit N_1 (ca. 100 ms), P_2 (ca. 200 ms) und N_2 (ca. 300 ms) bezeichnet. Im Gegensatz zu den Reizantworten aus dem Hirnstamm und dem Thalamus lassen sie sich mit Tonimpulsen auslösen *und sind daher einer festen Frequenz zuzuordenen (fre-quenzspezifisch!).*

4.3 Otoakustische Emissionen

Im Innerohr gibt es 2 Arten von Zellen, die an der Schallverarbeitung beteiligt sind (s. Abb. 6). *Die äußeren Haarzellen (ÄHZ) im Innenohr sind in der Lage, sich wie Muskelzellen zu kontrahieren.* So führen sie beim Hörvorgang zu einer

Verstärkung der Schall (Wander-)welle im Innenohr durch aktive *mechanische Vorverarbeitung des Schallsignals* (s. Abb. 6). Die Kontraktionen der ÄHZ lösen jedoch auch eine „*retrograde Wanderwelle*" aus, d. h. Schall wird vom Ohr aktiv ausgesandt (Abb. 26). Das ist die biologische Grundlage für die Entstehung der sog. otoakustischen Emissionen (OAE). Diese treten bei wenigen Menschen spontan auf. In der Diagnostik von Hörstörungen werden sie jedoch durch akustische Stimulation ausgelöst, evoziert. Man unterscheidet sog. transitorisch evozierte otoakustische Emissionen (TEOAE) und Distorsionsprodukte otoakustischer Emissionen (DPOAE).

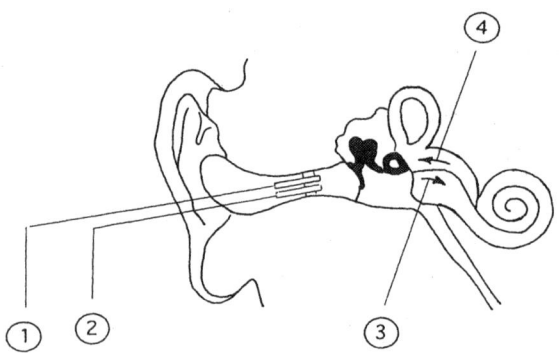

Abb. 26. Schematische Darstellung der Auslösung, Entstehung und Aufzeichnung otoakustischer Emissionen: Durch eine Sonde im äußeren Gehörgang (1) wird ein akustischer Reiz ins menschliche Innenohr entsandt, der dort eine Wanderwelle (2) auslöst. Die daraus resultierende Kontraktion äußerer Haarzellen induziert eine retrograde Wanderwelle (3), die aus dem Innenohr über das Mittelohr in den äußeren Gehörgang hinausläuft, wo sie in Form otoakustischer Emissionen mittels eines besonders feinen Mikrofons aufgezeichnet (4) werden kann. Aus: Hauser: „Anwendung otoakustischer Emissionen", Enke, 1995 (mit freundlicher Genehmigung)

Die Aufzeichnung der OAE ermöglicht somit eine objektive Kontrolle der Funktionsfähigkeit des Innenohrs bzw. der äußeren Haarzellen. Da die äußeren Haarzellen zumeist der erste Schädigungsort bei ototoxischen Einflüssen (z. B. Lärm, Medikamente, Altersdegeneration) sind, bietet sich die Ableitung der OAE als eine Möglichkeit der objektiven Funktionsprüfung des Innenohrs an.

Transitorisch evozierte otoakustische Emissionen entstehen als aktive Schallemissionen aus dem Innenohr nach akustischer Stimulation. Als Reize werden zumeist Clicks (Rechteckimpulse definierter Größe, Reizdauer etwa 100 μs, enthält Frequenzanteile zwischen 0 und 5 kHz) verwandt. Die TEOAE lassen sich bei 98 % aller Ohrgesunden ableiten. Sie sind hoch reproduzierbar, hängen in ihrer Amplitude jedoch vom Alter, von der Vigilanz sowie von kardiovaskulären und anderen Faktoren ab. Emissionen lassen sich zumeist ab einem Reizpegel von 30 dB SPL beobachten; die Intensität ist jedoch pegelabhängig und erreicht ab etwa 60 dB eine Sättigung.

Praktische Durchführung

Die gängigste Registriereinrichtung zur Ableitung evozierter otoakustischer Emissionen ist das *System ILO 88* (Otodynamics, England; deutscher Vertrieb über Fa. Hortmann, Neckartenzlingen) (Abb. 27). Dem Patienten wird zur Messung in das zu prüfende Ohr eine Meßsonde (ähnlich der Impedanzmessung) luftdicht in den äußeren Gehörgang eingebracht. Diese Sonde enthält 2 Bohrungen, die zur akustischen Stimulation und zur Aufzeichnung des Signals durch ein Mikrofon dienen. Gereizt wird in der Regel mit Clicks nichtlinearer Reizsequenz (zur Artefaktunterdrückung) von 60–90 dB SPL. Da die ausgelösten TEOAEs eine sehr geringe Intensität haben (–20 bis +20 dB SPL), muß eine Mittelung vorgenommen werden. Dies ist zudem auch für die Verbesserung des Signal-Rausch-Verhältnisses erforderlich. In der Regel werden 260 Messungen gemittelt.

Im Display kann man die *TEOAE-Antworten* als 2 *simultan gemessene zeitabhängige Signale* (A und B) einerseits und andererseits als *frequenzabhängige Antwort vor Hintergrundrauschen* ablesen. Zudem wird – als Maß der Meßsicherheit – die Reproduzierbarkeit der Messungen angegeben (s. Abb. 27). Eine Reproduzierbarkeit über 60 % gilt als sicherer Hinweis auf das Vorhandensein von OAE, bei unter 60 % ist das Auftreten fraglich.

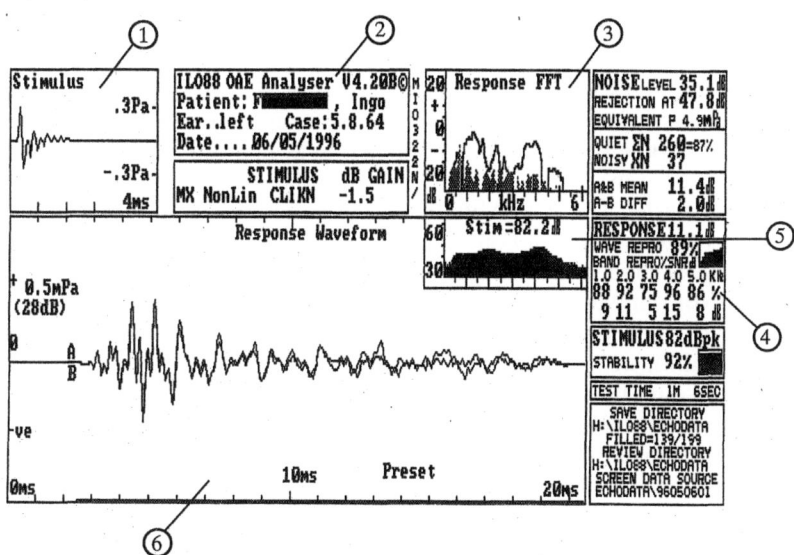

Abb. 27. Typisches Registrierbeispiel eines normalhörenden Erwachsenen (gemessen mit der Meßeinrichtung ILO 88/92): (1) Sondenton zur Stimulation (in dB SPL), (2) Patientenangaben, (3) resultierender Schalldruckpegel des Frequenzspektrums der Emissionen (weiß) über dem Störschallpegel (schwarz) für den Bereich 0–6 kHz, (4) frequenzspezifische Reproduzierbarkeit sowie Angabe der Gesamtreproduzierbarkeit (wave repro) (über 60%: gültige Messung, d. h. OAE vorhanden), (5) Stimulusstabilität (je größer, desto zuverlässiger der Stimulus), (6) Wellenform der registrierten Originalemissionen

Ausgewertet werden die Messungen hinsichtlich der Amplitude und hinsichtlich des frequenzspezifischen Auftretens von TEOAE. Ein Hörverlust über 30 dB (KL- bzw. LL-Hörverlust) läßt erwarten, daß keine TEOAEs ableitbar sind. Ein Fehlen von TEOAE muß nicht zwangsläufig bedeuten, daß ein Proband/Patient nicht hört. Es legt nur den Verdacht nahe, daß eine Schwerhörigkeit mit einem Hörverlust über 30 dB besteht.

Da das Innenohr durch die Aktivität der äußeren Haarzellen zur Schallverstärkung als *nicht-linear arbeitendes System* aufzufassen ist, weist es einige Besonderheiten auf, die auch andere, physikalische, nichtlineare Systeme zeigen. Dazu gehört, daß das Innenohr bei gleichzeitiger Stimulation mit 2 voneinander verschiedenen Tönen (sog. „primaries", f1 und f2) einen *virtuellen dritten Ton erzeugt („Verzerrungsprodukt" oder distortion product),* der in einem konstanten Verhältnis zu den beiden Primärtönen steht. Die DPOAE entstehen während der Stimulation *(perstimulatorisch),* im Gegensatz zu den poststimulatorisch auftretenden TEOAE. Zudem lassen sich die DPOAE frequenzspezifischer ableiten (Erstellung eines DP-gramms). Die Hoffungen, DPOAE zu einer objektiven Hördiagnostik bei geringgradigen Hörverlusten einzusetzen (z. B. beim M. Ménière im Tieftonbereich), haben sich z.Z. noch nicht erfüllt, insbesondere wegen des erhöhten Anteils an Störgeräuschen im Tieftonbereich.

Praktische Durchführung

Die für die DPOAE-Registrierung gängigste Meßeinrichtung ist *ILO 92* (Otodynamics, England; deutscher Vertrieb: Fa. Hortmann, Neckartenzlingen). Es wird ebenfalls wieder eine Meßsonde in den äußeren Gehörgang des Probanden luftdicht eingebracht, um zwei unterschiedliche Frequenzen zu stimulieren (f2/f1 = 1,2, gemessen wird zumeist: DP 2f1-f2). Der Unterschied zu den TEOAE-Ableitungen besteht in einer durch die Meßeinrichtung vorgenommenen Fourier-Transformation (FFT), um so die gemessenen Zeitunterschiede in Frequenzen aufzulösen. Die Apparatur gleicht automatisch vor der Messung die 2 Sondentöne in ihrer Intensität aufeinander ab („check fit"), danach beginnt die Messung (Reizintensität zumeist 70 dB SPL, mindestent jedoch 50 dB SPL). Nach wiederholten Messungen erhält man so ein *DP-gramm,* das die ermittelten DPOAE bei den einzelnen Frequenzen vor dem Störgeräusch aufzeigt (Abb. 28). Als *Wachstumsfunktion (growth function)* läßt sich noch frequenzspezifisch die Abhängigkeit der DPOAE vom Reizpegel darstellen (Abb. 28). Einige Autoren ziehen den Anstieg der Wachstumsfunktion zur Auswertung heran.

Das DP-gram reflektiert ebenfalls den Hörverlust und ist nur bei Hörverlusten unter 50 dB nachweisbar (im Gegensatz zu den TEOAE, wo die Nachweisgrenze bei 30 dB liegt) (s. Abb. 28).

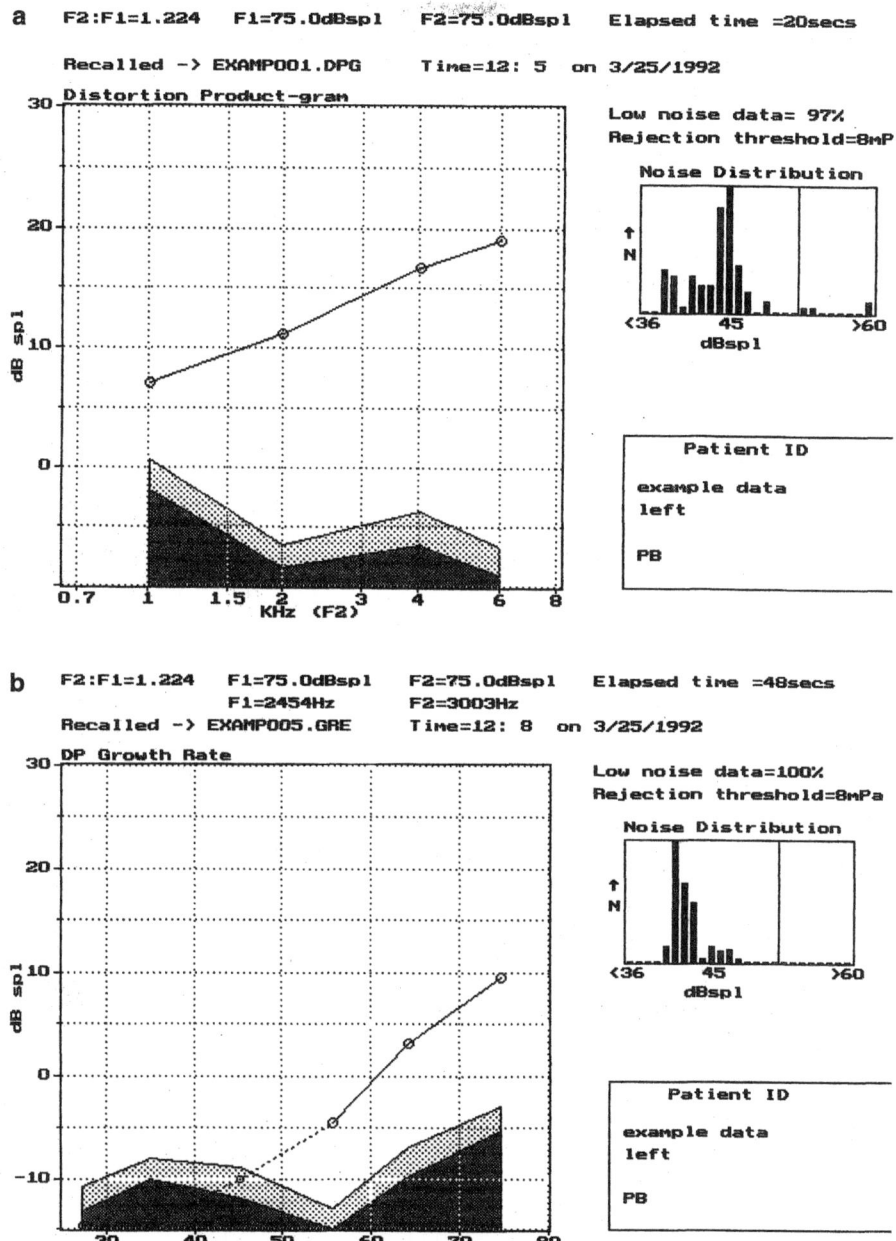

Abb. 28 a, b. Originalregistrierung einer DPOAE-Ableitung beim Normalhörenden:
a DP-gram, **b** Wachstumsfunktion

4.3.1 Anwendung von TEOAE zum Hör-Screening bei Neugeborenen

Die Ableitung von TEOAE bietet sich insbesondere zum Hör-Screening bei Neugeborenen an. Dies ist als Empfehlung in den USA Standard (s. S. 45). Bereits unmittelbar nach der Geburt lassen sich TEOAE ableiten. Empfohlen wird die Anwendung der Methode in den ersten 3 Lebenswochen, um Risikokinder zu erkennen. Fehlen die OAE, muß durch nochmalige Untersuchung (Artefaktausschluß) bzw. eine nachfolgende ERA-Ableitung (s. Abschn. 4.2) nachgewiesen werden, ob das Kind schwer hört oder nicht. Das Vorhandensein von TEOAE sagt aus, daß ein evtl. vorhandener Hörverlust beim Kind geringer als 30 dB sein muß bzw. daß das Kind normal hört. Die Methode der TEOAE-Ableitung hat insbesondere im Kindesalter eine hohe Sensitivität, da sich die großamplitudigen Antworten gut gegen mögliche Artefakte abgrenzen lassen (Abb. 29).

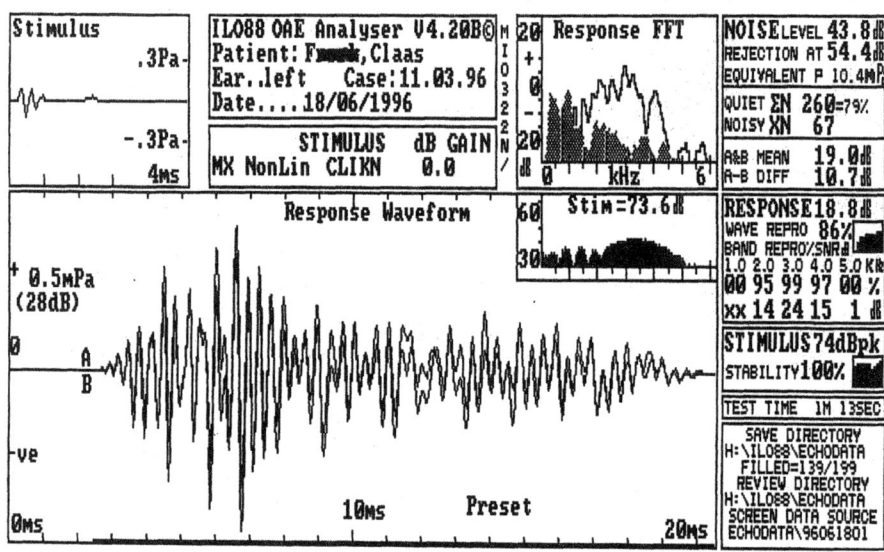

Abb. 29. Originalregistrierung einer TEOAE-Ableitung beim Neugeborenen (große Amplituden der OAE-Antwort, längere Latenzen als beim Erwachsenen)

Besonderheiten bei der Messung im Kleinkindalter sind:

- Minimaldimensionierung des äußeren Gehörgangs (spezielle Sonde),
- Messung im Störgeräusch, Unruhe des Kindes (Messungen am besten im Postprandialschlaf),
- Verlegung des äußeren Gehörgangs (Mekonium), Mittelohrstörungen (Seromukotympanon).

5 Audiometrie im Kindesalter (Pädaudiologie)

Die Audiometrie im Säuglings- und Kindesalter dient in erster Linie der Beantwortung der Frage, ob das Kind normal oder schlecht bzw. gar nicht hört. In den USA wird nach einer Empfehlung des Nationalen Gesundheitsamts (NIH) ein Hör-Screening nach der Geburt mittels TEOAE durchgeführt, bevor der Säugling die Klinik verläßt. Ähnliche Bestrebungen gibt es in Deutschland, zumal sich die Ableitung von TEOAE dazu ideal eignet.

Wichtigste Hinweise auf eine mögliche Hörstörung liefern zumeist die Eltern, wenn das Kind auf überlaute Schallreize (z. B. Händeklatschen) nicht reagiert. *Außerdem sind eine Reihe von Risikofaktoren bekannt, die zu einer kindlichen Schwerhörigkeit führen können:*

– Geburtskomplikationen (z. B. Asphyxie)
– Kongenitale Infektionen (z. B. Toxoplasmose, Röteln, Zytmegalie)
– Bakterielle Meningitis nach der Geburt
– Kopf-Hals-Fehlbildungen
– Syndromale Erkrankungen (z. B. Trisomie 21)
– Erhöhter Bilirubinspiegel nach der Geburt (Kernikterus)
– Frühgeburt
– Familiäre Hörstörungen (z. B. taubstumme Eltern)

Wenn der Verdacht auf eine kindliche Hörstörung besteht, sollte möglichst in den 3–6 Monaten nach der Geburt die Hördiagnostik erfolgen. Das ist aus verschiedenen Gründen wichtig. *Zum einen* kann dadurch gezielt rehabilitiert werden (Hörgeräteanpassung) bzw. die Frühförderung einsetzen. *Zum anderen* muß beachtet werden, daß ab etwa dem 3. Lebensjahr die Hörbahn ausgereift ist und bis zu diesem Zeitpunkt möglichst viele akustische Stimuli zur Induktion der Reifungsvorgänge benötigt werden. *Ein taubes Kind sollte deshalb bis zu diesem Zeitpunkt mit einem „Cochlea Implant" versorgt sein!*

Prinzipiell beginnt man in den ersten Lebensmonaten mit der Reflexaudiometrie, um zu überprüfen, ob das Kind auf akustische Reize reagiert (Abb. 30). Bei nichteindeutigen Befunden sollte bereits jetzt die objektiv-audiometrische Hörprüfung einsetzen. Dazu zählen neben der Ableitung von TEOAE bzw. DPOAE (Screening bzw. orientierende Untersuchung) die Durchführung einer BERA-Untersuchung in Sedierung bzw. Vollnarkose (Bestimmung der Hörschwelle!). Wichtige Hinweise liefert außerdem die Impedanzaudiometrie.

Orientierende Hörprüfung ohne Hörgerät

| Geräusch-Zuwendungs-Reaktion | | | | | | | | | | Reaktion auf Wobbletöne | | | | | | | | |

Geräusch-Zuwendungs-Reaktion

Distanz in m				Instrument	Frequenzspektrum in kHz				
2	1	0,5	Ø		0,5	1	2	4	8
90	92	95		Tamburin					
70	70	85		Lärmtrommel					
90	95	105		Trillerpfeife					
75	80	95		Glockenspiel					
75	80	90		Schelle					
75	80	85		Triangel					
95	100	110		Knarre					
70	72	80		Glocke					
75	80	90		Rassel					

(Reaktionslautstärke in dB)

Reaktion auf Wobbletöne

Frequenz in kHz	0,25	0,5	1,0	2,0	3,0	4,0	6,0	8,0
Reaktionslautstärke in dB								

Reaktion auf Geräusche

Frequenz in kHz	Telefon-klingeln	Wecker-rasseln	Wecker-ticken	Auto-hupe	Hunde-gebell	Vogel-gezwitscher	Kirchen-glocken	Stand-uhr
Reaktionslautstärke in dB								

Lidreflex (mit Tamburin) = positiv - negativ

Orientierende Hörprüfung mit Hörgerät

Geräusch-Zuwendungs-Reaktion

Distanz in m				Instrument	Frequenzspektrum in kHz				
2	1	0,5	Ø		0,5	1	2	4	8
90	92	95		Tamburin					
70	70	85		Lärmtrommel					
90	95	105		Trillerpfeife					
75	80	95		Glockenspiel					
75	80	90		Schelle					
75	80	85		Triangel					
95	100	110		Knarre					
70	72	80		Glocke					
75	80	90		Rassel					

(Reaktionslautstärke in dB)

Reaktion auf Wobbletöne

Frequenz in kHz	0,25	0,5	1,0	2,0	3,0	4,0	6,0	8,0
Reaktionslautstärke in dB								

Reaktion auf Geräusche

Frequenz in kHz	Telefon-klingeln	Wecker-rasseln	Wecker-ticken	Auto-hupe	Hunde-gebell	Vogel-gezwitscher	Kirchen-glocken	Stand-uhr
Reaktionslautstärke in dB								

Lidreflex (mit Tamburin) = positiv - negativ

Insitu-Messung

Impedanz

Rechts		Sondenohr	Links	
		P/C		
dB HL	dB SL	Stapedius Reflex	dB HL	dB SL
		0,5 kHz		
		1 kHz		
		2 kHz		
		4 kHz		
		0,5 kHz		
		1 kHz		
		2 kHz		

Hörgerät

ja   nein

Typ:

wird getragen seit: _____

ständig

manchmal

selten

nie

Bemerkungen: _____

Abb. 30. Eingesetzter Untersuchungsbogen zur reflexaudiometrischen Prüfung im Kleinkindesalter (einschl. Lautstärkenangabe der verschiedenen Instrumente)

Praktische Durchführung

Zur *Reflexaudiometrie* werden der Schreckreflex (nach Moro) bzw. der akustikopalpebrale Reflex genutzt. Der Untersucher steht vom Kind abgewandt bzw. außerhalb von dessen Gesichtskreis. In den ersten 4 Lebensmonaten liegt die Reflexschwelle für den Moro-Reflex bei ca. 60 dB. Das laute Zusammenklatschen der Hände (80 dB) führt zu einer schreckhaften Beugung der Extremitäten bzw. einem allgemeinen Zusammenzucken. Standardisiert ist die Reizung mit einem Tongenerator möglich.

Der *akustikopalpebrale Reflex (Blinzelreflex)* äußert sich in einer kurzen Schließ- und Öffnungsbewegung beider Augenlider. Er ist nach der Geburt bei etwa 96% der hörgesunden Kinder nachweisbar, die Reflexschwelle liegt bei ca. 80 dB.

Ab der zweiten Hälfte des 1. Lebensjahrs sind *Geräuschzuwendungsreaktionen* anwendbar. Dazu werden verschiedene Instrumente (z. B. Tamburin, Lärmtrommel, Triangel etc.) eingesetzt, deren erzeugte Lautstärke entfernungsabhängig standardisiert ist. Dazu wird ein Kind in der Spielsituation ohne Blickkontakt geprüft (s. Abb. 30).

Bei der *Spielaudiometrie im Kleinkindesalter* werden zunächst über Lautsprecher akustische Reize (Geräusche, Wobbeltöne) unterschiedlicher Lautstärke angeboten. Das Kind darf bei Wahrnehmung (als Belohnung) einen Turm aus Bausteinen weiterbauen o. dgl. Das Prinzip der Spielaudiometrie besteht darin, vom Geräusch zur konventionellen Prüfung mit dem Kopfhörer (und Sinustönen) überzugehen, um auf diese Weise möglichst in einer spielerischen Umgebung das Hörvermögen einzuschätzen.

6 Audiologische Veränderungen bei ausgewählten Erkrankungen

Man unterscheidet unter audiologischen Aspekten die Mittelohrschwerhörigkeit (LL-Schwerhörigkeit, Schalleitungs- bzw. konduktive Schwerhörigkeit), die Innenohr- und/oder retrokochleäre Schwerhörigkeit (sensorineurale Schwerhörigkeit bzw. Schallempfindungsschwerhörigkeit) und kombinierte Mittelohr-Innenohr-Schwerhörigkeiten (kombinierte Schwerhörigkeit).

Jedem dieser verschiedenen Typen lassen sich bestimmte Erkrankungen (Tabelle 4) bzw. charakteristische Befunde zuordnen (Abb. 31).

Tabelle 4: Übersicht über typische Befundkonstellationen bei ausgewählten Krankheitsbildern (RTA Reintonaudiometrie, SR Stapediusreflex, Tymp Tympanometrie, BERA Hirnstammaudiometrie, TEOAE transitorisch evozierte otoakustische Emissionen, LL-SH Luftleitungsschwerhörigkeit)

Art der Schwerhörigkeit	Audiologische Befunde
Mittelohrschwerhörigkeit	*RTA: LL-Schwerhörigkeit*
Ohrschmalzpfropf (Cerumen obturans)	
Gehörgangsentzündung (Otitis externa)	
Tubenkatarrh Mittelohrerguß	Tymp: abgeflacht (Unterdruck)
Akute Mittelohrentzündung (MOE)	Tymp: abgeflacht (Unterdruck)
Chronische Mittelohrentzündung	RTA: ggf. komb. SH (s. u.) Tymp: nicht abdichtbar
Otosklerose	SR: nicht registrierbar Tymp: normal
Adhäsivprozeß Paukensklerose	Tymp: abgeflacht bzw. flach SR: häufig nicht registrierbar
Innenohrschwerhörigkeit	*RTA: Schallempfindungsschwerhörigkeit* *BERA: Normalbefund* *TEOAE: abhängig vom Hörverlust*
Hörsturz	(alle Frequenzbereiche möglich)
Knall- bzw. Explosionstrauma	(alle Frequenzbereiche betroffen)
Lärmschwerhörigkeit	(zuerst C_5-Senke, dann Hochtonsteilabfall)
Altersschwerhörigkeit	(zuerst Hochtonhörverlust)
Rundfenstermembranruptur („Perilymphfistel")	(alle Frequenzbereiche betroffen)
M. Ménière	(fluktuierender Tieftonhörverlust)
Kombinierte Mittelohr-Innenohr-Schwerhörigkeit	*RTA: kombinierte SH* *BERA: Normalbefund* *TEOAE: in Abhängigkeit vom Hörverlust*
Grippeotitis (mit Innenohrbeteiligung)	(zuerst Hochtonhörverlust)
Chronische Mittelohrentzündung (lange vorbestehend)	(zuerst Hochtonhörverlust)

Tabelle 4: Fortsetzung

Art der Schwerhörigkeit	Audiologische Befunde
Retrokochleäre Schwerhörigkeit	*RTA: Schallempfindungsschwerhörigkeit* *BERA: Latenzverlängerung für J V*
Akustikusneurinom	TEOAE: meistens fehlend SR: häufig fehlend
Multiple Sklerose	TEOAE: immer vorhanden BERA: Wellenformveränderungen
Zustand nach Hirneinblutung („Schlaganfall")	TEOAE: meistens vorhanden BERA: Wellenabbruch SR: häufig fehlend

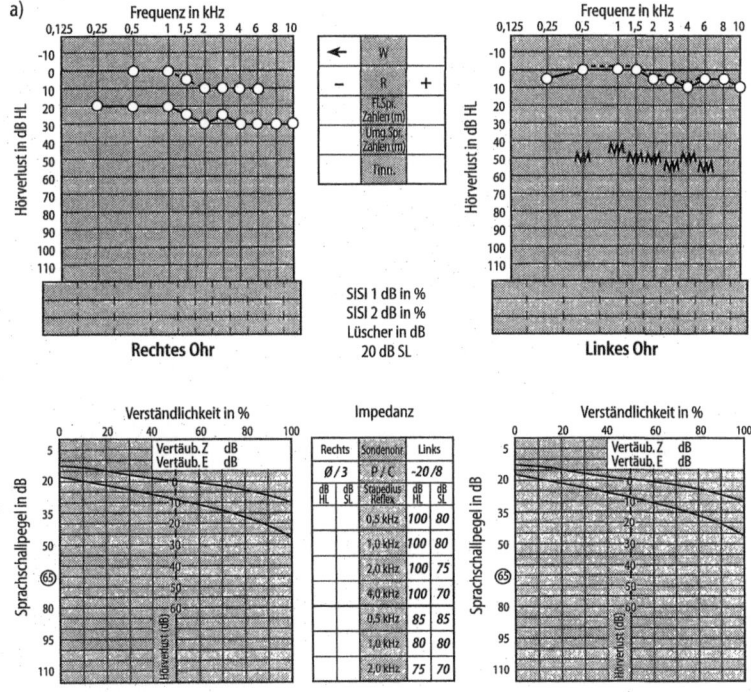

Abb. 31 a–d. Typische Befundkonstellationen bei einzelnen Krankheitsbildern.
a Akute MOE rechts (MO-Schwerhörigkeit, abgeflachte Compliance), **b** Lärmschwerhörigkeit (reine IOS mit Steilabfall), **c** M. Ménière links (Tiefton-IOS), **d** chronische MOE rechts (kombinierte SH re., keine Reflexe, kein Druckaufbau)

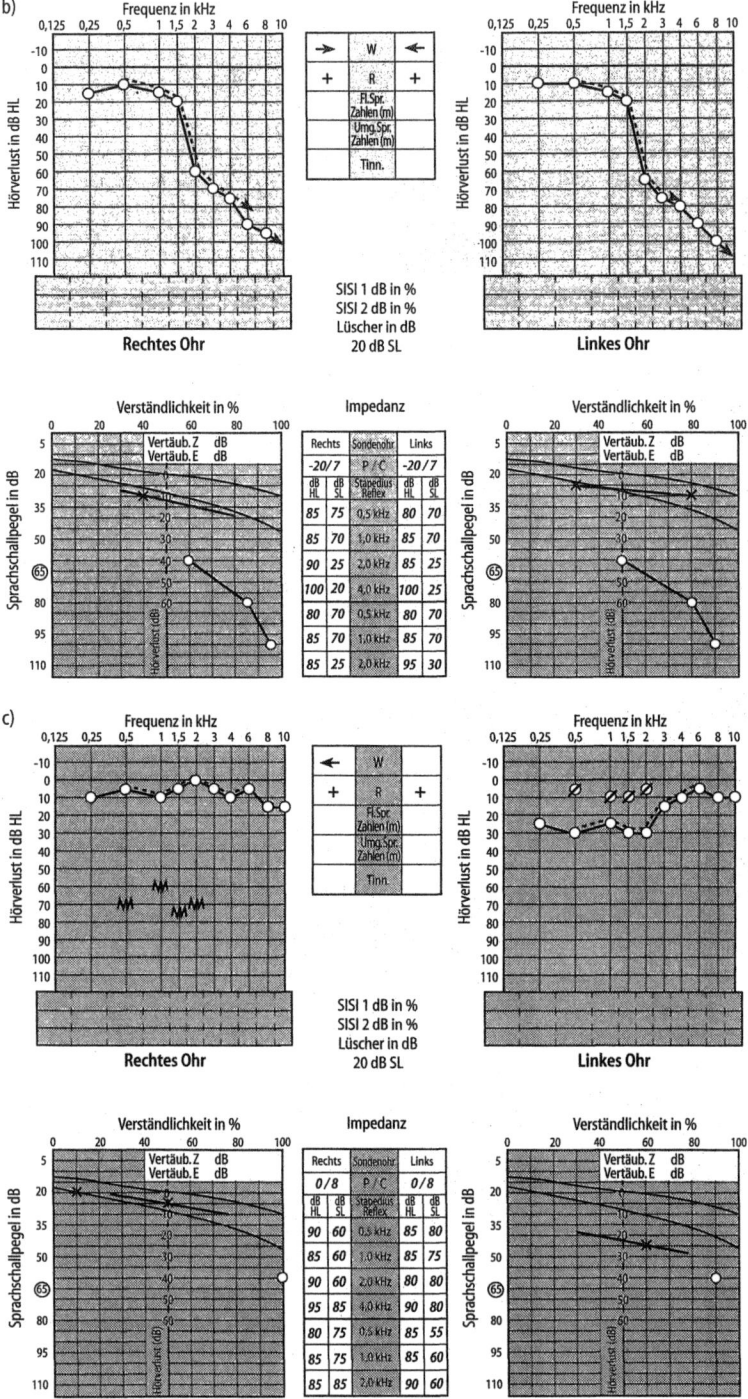

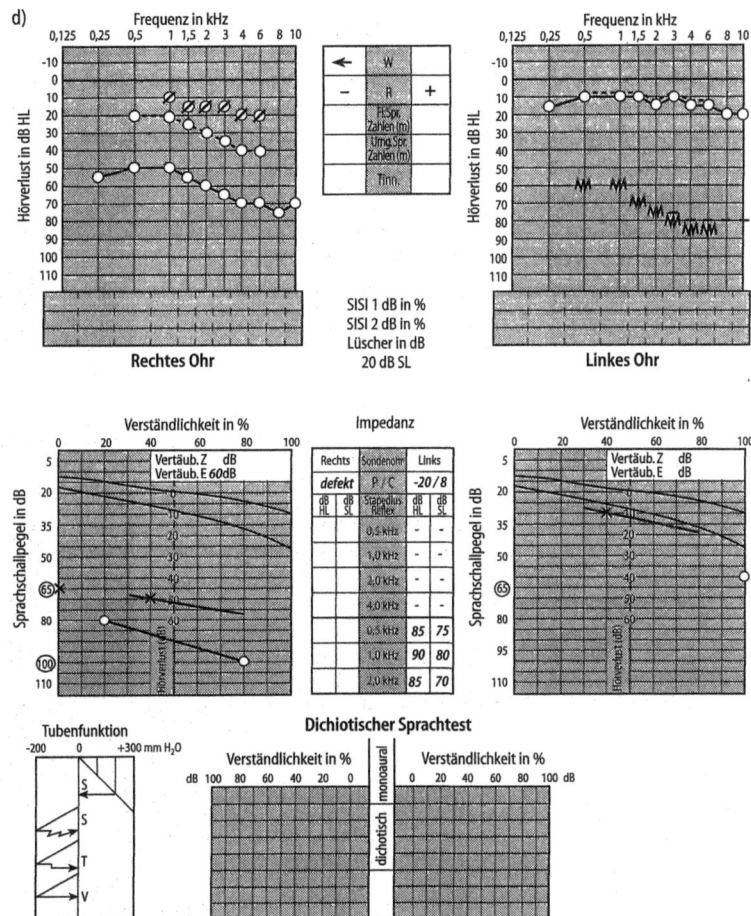

Abb. 31 a–d. Typische Befundkonstellationen bei einzelnen Krankheitsbildern. **a** Akute MOE rechts (MO-Schwerhörigkeit, abgeflachte Compliance), **b** Lärmschwerhörigkeit (reine IOS mit Steilabfall), **c** M. Ménière links (Tiefton-IOS), **d** chronische MOE rechts (kombinierte SH re., keine Reflexe, kein Druckaufbau)

7 Lärmvorsorgeuntersuchungen der Berufsgenossenschaften (G20)

Die gewerblichen Berufsgenossenschaften in Deutschland haben die Pflicht, durch arbeitsmedizinische Vorsorge das Auftreten von Berufserkrankungen zu verhindern. Dazu zählt auch die Lärmschwerhörigkeit, die in Deutschland immer noch die am häufigsten auftretende Berufskrankheit ist (BK 2301 der Berufskrankheitenverordnung).

Diese arbeitsmedizinischen Vorsorgeuntersuchungen sind durch die Unfallverhütungsvorschriften (UVV „Lärm" und „Arbeitsmedizinische Vorsorge") geregelt. Die UVV „Lärm" entspricht dabei dem Grundsatz 20 (G20) der arbeitsmedizinischen Vorsorgeuntersuchungen. *Dabei gliedern sich die Untersuchungen nach G20 in folgende Abschnitte:*

– *Erstuntersuchung*
  Durchzuführen vor erstmaliger Aufnahme der Tätigkeit, die mit gehörschädigendem Lärm verbunden ist.
– *Nachuntersuchungen*

Erste Nachuntersuchungen sind nach dem Ablauf von 12 Monaten möglich (beim Vorliegen von befristeten gesundheitlichen Bedenken). Weitere Nachuntersuchungen sind vorgesehen (vor dem Ablauf von 36 Monaten), wenn der Lärmbeurteilungspegel am Arbeitsplatz 90 dB (A) oder mehr beträgt bzw. (vor Ablauf von 60 Monaten) zwischen 85 und 90 dB (A) (dB (A) = nach Filter A bewerteter Schalldruckpegel) liegt.

Praktische Durchführung

Bei der *Erstuntersuchung (Lärm I)* wird eine Kurzanamnese erhoben, das Außenohr untersucht, ein reintonaudiometrischer Siebtest (über Kopfhörer) zwischen 1 und 6 kHz durchgeführt sowie der Proband zum Gehörschutz beraten. Wenn sich daraus Auffälligkeiten ergeben, schließt sich – noch als Teil der Erstuntersuchung – eine *Ergänzungsuntersuchung an (Lärm II)*. Diese umfaßt eine ohrmikroskopische Untersuchung, audiometrische Tests (Weber-Versuch, RTA, SISI-Test) und eine individuelle Beratung zum Gehörschutz. *Dauernde gesundheitliche Bedenken* werden ausgesprochen, wenn die Person bereits eine erhebliche vorbestehende Innenohrschwerhörigkeit hat, an einer Gleichgewichtserkrankung (z. B. M. Ménièere) leidet, eine Innenohrerkrankung (z. B. Hörsturz) durchgemacht hat, wegen einer Otosklerose operiert wurde bzw. ein Gehörgangsekzem o. a. komplizierte Veränderungen des Gehörgangs aufweist, die das Tragen von Gehörschutz unmöglich machen. Diese Personen sind für Arbeiten an einem Lärmarbeitsplatz nicht geeignet. *Keine oder nur befristete gesundheitliche Bedenken* (z. B. vorübergehende Otitis externa) sind die Voraussetzung für die Arbeit im Lärm.

Die *Nachuntersuchungen* ergeben sich in Abhängigkeit von der beruflichen Lärmexposition bzw. der arbeitsmedizinischen Beurteilung, d. h. davon, ob gesundheitliche Bedenken ausgesprochen wurden. Sie bestehen jeweils aus der Untersuchung nach Lärm I, bei Vorliegen von Auffälligkeiten nach Lärm II. Wenn der Hörverlust bei 2 kHz größer als 40 dB ist, sollte sich eine erweiterte Ergänzungsuntersuchung nach *Lärm III* anschließen. Diese umfaßt eine sprachaudiometrische Untersuchung, Tympanometrie und Bestimmung der Stapediusreflexschwelle.

8 Hörgeräteanpassung

Die Verordnung von Hörgeräten ist in Deutschland eine Aufgabe des HNO-Arztes. Nach reinton- und sprachaudiometrischer Untersuchung stellt er die Indikation, wann ein Patient ein Hörgerät benötigt. Nach Ausstellung eines Hörgeräteverordnungsbogens kann dem Patienten dann bei einem Hörgeräteakustiker ein entsprechendes Hörgerät angepaßt werden. Eine Verordnung sollte bei beidseitigem Hörverlust möglichst auch beidohrig (binaural) erfolgen. Nach 6–8 Wochen wird dann der Anpaßerfolg beim HNO-Arzt durch eine Prüfung im freien Schallfeld sowie eine Überprüfung des Hörgeräts mit Hilfe einer In-situ-Messung kontrolliert.

Erst dann erhält der Patient die Möglichkeit, seine Hörgeräteverordnung bei der Krankenkasse einzureichen, damit diese die entstandenen Kosten ausgleichen kann. Der Gesetzgeber hat bei Hörgeräten Festbeträge eingeführt, die nach dem Grad der Schwerhörigkeit gestaffelt sind. Die Spitzenverbände der Krankenkassen haben die verschiedenen Hörhilfen im Hilfsmittelverzeichnis zusammengefaßt, wo auf der Grundlage von Wirtschaftlichkeit, Qualitätssicherung und zum Zwecke der Systematisierung alle Produkte des deutschen Marktes erfaßt sind (Bundesanzeiger, Jahrgang 47, Nummer 42a, 1.3.1995).

Ziel der Hörgeräteverordnung sollte es sein, Umgangssprache bei einem Lautstärkepegel von 65 dB zu verstehen.

Eine Hörgeräteversorgung wird bei folgenden audiometrischen Befunden vom HNO-Arzt erwogen:

– Kindliche Innenohrschwerhörigkeit (Versorgung ab dem 3. Lebensmonat wünschenswert)
– Sprachaudiometrisch nachgewiesenes Einsilberverständnis unter 80% (bei 65 dB Prüflautstärke)
– Reintonaudiometrisch nachgewiesener Schwellenabfall um mehr als 30 dB bei 500 Hz – 3 kHz
– Sprachverstehen für Umgangssprache erst unter 2 m Abstand
– Ohrgeräusche bei gleichzeitig nachgewiesenem Innenohrhörverlust (s. Abschn. 2.3) (ggf. in Kombination mit einem Tinnitusmasker)

Es gibt keine Absolutindikationen für die Verordnung eines Hörgeräts, zumal der Träger das Gerät akzeptieren muß. Auch die baugruppenspezifischen Unterschiede der einzelnen Hörgerätetypen sind nicht einem Typ der Schwerhörigkeit zuzuordnen. Welches Hörgerät der Patient akzeptiert und dann auch trägt, hängt neben dem Hörkomfort auch immer mehr von äußerlichen Faktoren ab, wobei die Miniaturisierung schnell voranschreitet.

Für die Anpassung des Hörgeräts ist bei Ausländern und Kindern, d. h. bei unzureichend verfügbaren sprachaudiometrischen Daten, die Stapediusreflexschwelle ein wichtiger Hinweis auf den Bereich „komfortablen Hörens".

III Gleichgewichtsdiagnostik

1 Funktioneller Aufbau des Gleichgewichtssystems

Im Gegensatz zu anderen Informationssystemen (z. B. Hör-, Seh- und Geruchssinn) wird der Gleichgewichtssinn dem Menschen selten bewußt. Dies ändert sich jedoch schlagartig, wenn eine Störung im gleichgewichtsregulierenden System (GGS) bzw. in seinen Subsystemen mit dem Symptom Schwindel auftritt.

Das GGS erhält einen kontinuierlichen Informationsfluß über die *Position und die Bewegungen des Körpers im Raum, insbesondere die Stellung von Kopf und Augen.*

Um die Integration der Einzelinformationen zu ermöglichen, ist das GGS aus 3 Subsystemen aufgebaut:

- das *periphere und zentrale vestibuläre Subsystem*, das die eigentlichen Gleichgewichtsrezeptoren enthält und der Weiterleitung bzw. Verarbeitung von Informationen dient;
- das *vestibulookuläre Subsystem*, das die optische Kontrolle über die Lage im Raum ausübt;
- das *vestibulospinale (oder: propriozeptive oder somatosensible) Subsystem*, das durch sensible und Mechanorezeptoren (vor allem in der Halswirbelsäule) Informationen über die Lage- und Bewegungsempfindung vermittelt.

Das *periphere Vestibularorgan* ist paarig und besteht aus den *Makulaorganen* (Utrikulus und Sakkulus), die auch als Statolithenorgane bezeichnet werden, und den *Bogengangsorganen* (mit den Ampullen). Beide Vestibularorgane enthalten ein Sinnesepithel, in dem sich die Rezeptorfelder befinden. Die Makulaorgane werden von einer mukopolysaccharidhaltigen Schicht bedeckt, in die Kalzitkristalle (sog. Otolithen) eingelagert sind. In den Bogengängen ist das Sinnesepithel von einer gallertigen Masse ohne Kristalleinlagerungen bedeckt (Abb. 32)..

Umspült werden die Rezeptororgane von kaliumreicher Endolymphe.

Die *Makulaorgane enthalten 2 verschiedene Rezeptorzellen (Typ I und II)*, die sich in ihrer physiologischen Funktion nicht wesentlich unterscheiden (Abb. 33). Sie sind strukturell und funktionell polarisiert und tragen an ihrer frei in die

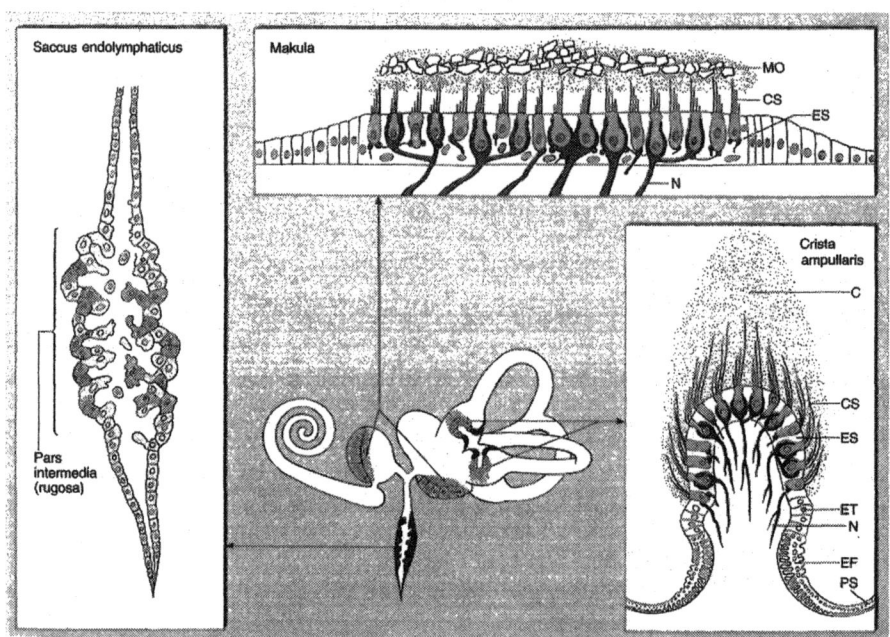

Abb. 32. Übersicht über das Gleichgewichtsorgan und seine zellulären Strukturen. Aus: Naumann/Helms et al.: „Oto-Laryngologie in Klinik und Praxis", Thieme, 1994 (mit freundlicher Genehmigung)

Otolithenmembran ragenden Oberfläche 40–70 Stereozilien und ein frei bewegliches Kinozilium. Jeder *lineare oder Gravitationsreiz* führt zu einer Veränderung der Spontanentladungsrate im Gleichgewichtsnerv. Auf diese Weise gelingt es dem zentralen Anteil des GGS, genau die Stellung des Kopfes im Raum zu bestimmen.

Der adäquate *Reiz für die Bogengangsorgane sind Winkelbeschleunigungen* in spezifische Richtungen. Die endolymphgefüllten Bogengänge sind 3 halbkreisförmig geschlossene Kanäle, die an der Ampulle jeweils verbunden sind. In den Ampullen befindet sich das Sinnesepithel, das als Cupula in die Endolymphe der Bogengänge ragt. Die Rezeptorzellen sind identisch mit denen in den Makulaorganen (Typ I und II). *Kommt es nun zum Auftreten einer Drehbeschleunigung, so bleibt trägheitsbedingt die Endolymphe in den Bogengängen zurück, während die Bogengangswände mitgedreht werden.* Diese Relativbewegung führt zur Auslenkung der Cupula in die eine oder andere Richtung. Durch die 3 versetzt angeordneten Bogengänge ist es möglich, die Drehbeschleunigungen in ihrer Wirkung auf den Körper im dreidimensionalen Raum wahrzunehmen.

Die adäquate Stimulation führt bei der rotatorischen Prüfung zu folgenden Charakteristika:

- Bei kurz andauernden Translationsbeschleunigungen zeigt die Cupula als Ausdruck der momentanen Winkelgeschwindigkeit eine Kurzzeitauslenkung, die sich in einer kurzzeitigen Erhöhung der Spontanentladungsrate des Vestibularnervs niederschlägt.
- Bei länger andauernden Drehbewegungen kommt es zu einer langsamen Cupulaauslenkung, die sich in einer länger anhaltenden, deutlich erhöhten Nervenaktionspotentialrate niederschlägt. Ein schneller Stopp (z. B. durch Anhalten des Drehstuhls) ergibt eine charakteristische gegenläufige Cupulaauslenkung mit den Charakteristika der kurz andauernden Beschleunigung.

Die Bogengangsorgane lassen sich isoliert kalorisch (da der laterale Bogengang an die Hinterwand des äußeren Gehörgangs grenzt) sowie gleichzeitig rotatorisch (durch die Drehpendelung) prüfen.

Die *dynamischen Funktionen des GGS zur Regulation der Blickführung* werden in erster Linie durch die Eingänge aus den Bogengangsorganen, die *statischen Funktionen im GGS zur Kontrolle von Stand und Gang* durch die Makulaorgane gewährleistet (s. Abb. 33).

Die aus diesen Rezeptororganen stammenden Informationen werden über afferente Nervenfasern des N. vestibularis weitergeleitet in die Medulla oblongata sowie die Kerngebiete der 4 unterschiedlichen Vestibulariskerne (Nucleus superior, medialis, lateralis und inferior). Zudem ziehen zu diesen Kerngebieten

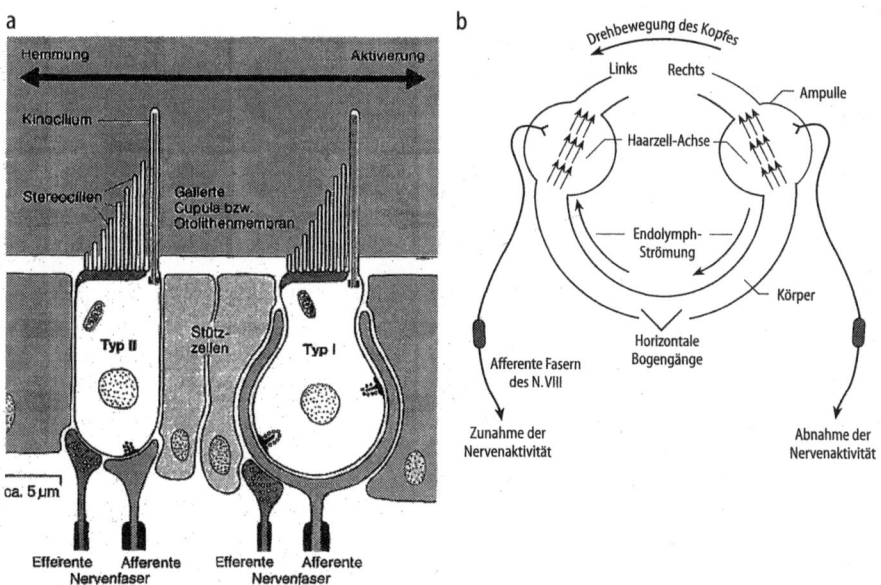

Abb. 33. a Schematische Darstellung der beiden Typen der vestibulären Rezeptorzellen; Aus: Schmidt/Thews: „Physiologie des Menschen", Springer, 1990 (mit freundlicher Genehmigung)
b Vorgänge im Endolymphschlauch bei Kopfdrehung bzw. Körperbewegung

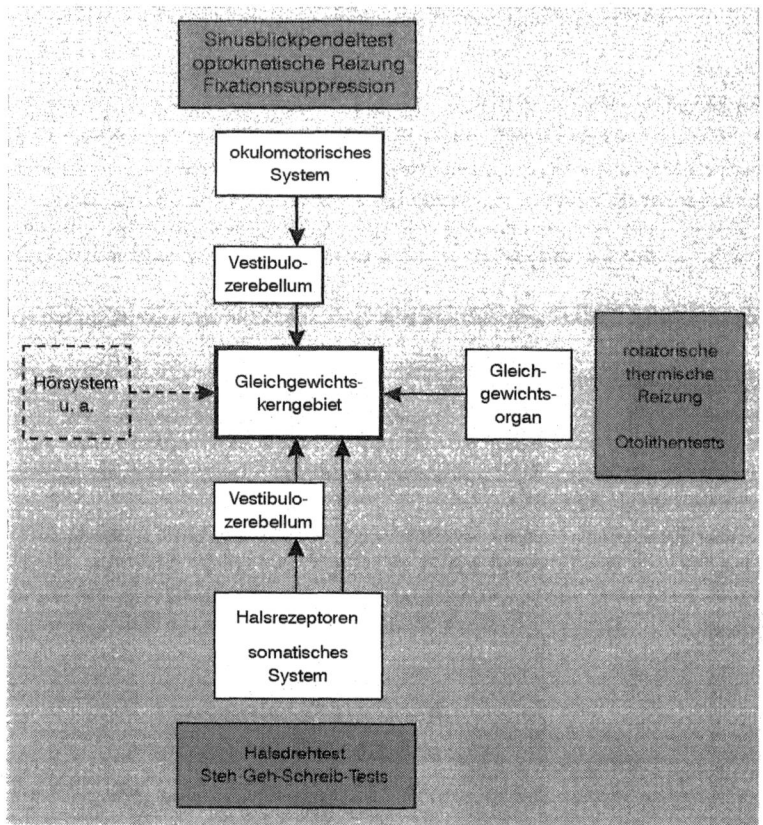

Abb. 34. Darstellung der afferenten Bahnen zum Gleichgewichtskerngebiet und mögliche Untersuchungsverfahren. Aus: Naumann: „Differentialdiagnostik in der HNO-Heilkunde", Thieme, 1990 (mit freundlicher Genehmigung)

propriozeptive und somatosensorische Nervenfasern. *Eine Reihe von zentralnervösen Verbindungen der Vestibulariskerne* (u. a. der Tractus vestibulospinalis, Verschaltungen mit den Augenmuskelkernen, mit den Vestibulariskernen der Gegenseite und dem Zerebellum) *ermöglichen multisynaptische Verschaltungen, die der Integration der aus den einzelnen Subsystemen einlaufenden Informationen dienen.*

Außerdem bilden sie die Grundlage der *vestibulären Reflexe,* die sich bei der klinischen Vestibularisprüfung vielfach ausnutzen lassen (statische und statokinetische Reflexe, vestibulo-okuläre Reflexe).

Eine Übersicht der einzelnen Anteile des GGS und ihre Untersuchungsmöglichkeiten ist in Abb. 34 wiedergegeben.

1.1 Entstehung und Registrierung des Nystagmus

Der Nystagmus ist eine zumeist gleichsinnige (konjugierte) Bewegung beider Augen (vestibulookulärer Reflex). Er tritt in regelmäßiger Folge auf und besteht aus einer langsamen (vestibulären) und einer schnellen (zentralen Rückstell-) Phase. *Die Richtung des Nystagmus wird nach der schnellen Phase benannt. Der Nystagmus kann* spontan entstehen (z. B. infolge einer Erkrankung) oder experimentell ausgelöst werden (z. B. bei der optokinetischen, kalorischen oder rotatorischen Prüfung etc.).

Der typische vestibuläre Nystagmus führt über eine gesteigerte Entladungsfrequenz im Vestibularisnerv zu einer kontralateralen Steigerung der Entladungsrate in den pontinen Blickzentren und damit zu einer Augenmuskelkontraktion, die die langsame Nystagmusphase bedingt. Die sich anschließende, ruckweise (zentrale) Rückstellphase gleicht die erste Bewegung aus.

Ein *vestibulärer Spontannystagmus* tritt als *richtungsbestimmter Spontannystagmus* bzw. als *regelloser oder regelmäßiger Blickrichtungsnystagmus* auf.

Bei einer *peripher-vestibulären Schädigung* entsteht ein Spontannystagmus, der bei einer *Schädigung horizontal zur erkrankten Seite* und bei einem *kompletten Ausfall des Gleichgewichtsorgans zur kontralateralen Seite* schlägt.

Ein *zentral-vestibulärer Spontannystagmus* kann wie ein peripher-vestibulärer Nystagmus (z. T. ohne Schwindelgefühl des Patienten) erscheinen. Kriterien für seinen zentralen Ursprung sind das Bestehenbleiben oder die Intensitätszunahme bei Blickfixation.

Weitere Nystagmusformen, *die auf eine nichtvestibuläre Entstehung hindeuten, sind u. a.:*

- Rebound-Nystagmus (gekennzeichnet durch eine Umkehr des Spontannystagmus aufgrund einer zerebellären Schädigung)
- Dissoziierter Spontannystagmus (getrennte Bewegung beider Augen aufgrund einer internukleären Ophthalmoplegie)
- Pendelnystagmus (erworbener Nystagmus, z. B. bei MS-Patienten)
- Nystagmus alternans (periodischer Wechsel der Schlagrichtung aufgrund zentraler Schäden, z. B. Tumoren, oder kongenital)
- Konvergenznystagmus (Entstehung eines aufeinander zugerichteten Nystagmus, z. B. bei mesenzephalen Schäden)
- Nystagmus retractorius (sagittal schlagender Nystagmus, z. B. bei Mittelhirnschädigung)
- Schaukelnystagmus (pendelförmige, vertikale Schaukelbewegungen mit augenspezifischer unterschiedlicher Richtung; Ausdruck einer parasellären Läsion oder einer Schädigung im oberen Stammhirnbereich)
- Skew deviation (Divergenzstellung beider Augen, wobei das eine Auge nach oben, das andere nach unten schlägt; bei Pons-, Hirnstamm- oder Kleinhirnläsionen vorkommend)
- Ocular-tilt-Reaktion (zusätzlich zu der vorstehend genannten Veränderung treten eine Augendrehung und Kopfschiefhaltung auf; bei Läsionen im Bereich der Augenmuskelkerne).

Neben dem *klassischen Nystagmus oder seinen Sonderformen gibt es sog. spontane Augenbewegungen, die davon klar unterschieden werden müssen:*

- Pendeldeviationen (niedrigere Frequenz als die Pendelnystagmen und größere Amplituden, bei Augenschluß entstehend, z. B. infolge von Ermüdung)
- Gegenrucke (physiologische Augenbewegungen beim Blick geradeaus, u. U. bei zerebellären Störungen als großamplitudige Wellen vorkommend)
- Kippdeviationen (sakkadische Augenbewegungen aufgrund einer gestörten Haltefunktion der Bulbi, z. B. bei zerebellären Läsionen)
- Opsoklonus (konjugierte horizontale Augenbewegungen aufgrund von zerebellären Läsionen)
- Okuläre Oszillationen (rasche, unregelmäßige Augenbewegungen, myoklonusähnlich).

Der Nystagmus läßt sich entweder unter *direkter Beobachtung durch die Frenzel-Brille* auswerten oder *objektiv* aufzeichnen (*ENG, s. u.*) *(Abb. 35)*.

Die *Frenzel-Brille* hat +15 dpt und konkave Gläser, um mit deren Hilfe die Orientierung des Patienten an der Umgebung auszuschalten und um außerdem aufgrund innen angebrachter Lämpchen den vergrößerten Bulbus in seinen Bewegungen zu beobachten. Die Frenzel-Brille dient vor allem der orientierenden Untersuchung (Suche nach Spontannystagmus, Lage-, Lagerungsprüfungen, bei konsiliarischen Untersuchungen). Der Nachteil der Frenzel-Brille liegt in der mangelnden Dokumentierbarkeit von Nystagmusbefunden und darin, daß man bei der Nystagmusauswertung auf die Mitarbeit des Untersuchers angewiesen ist.

Die *Elektronystagmographie (ENG)* ist ein objektives Registrierverfahren, das die Bulbusbewegungen aufzeichnet (s. Abb. 35). Im Prinzip ist es dem EKG verwandt: Durch seine Bewegungen verhält sich der Augapfel wie ein Dipol im elektrischen Feld (negativ geladen: Retina, positiv geladen: Kornea). Die so entstehenden Dipolschwankungen lassen sich mit oberflächlichen Klebeelektroden, die auf der Umgebungshaut angebracht sind, abgreifen und durch Verstärkertechnik in ein zeitabhängiges Signal umwandeln. Die hierbei auftretenden Spannungsdifferenzen bewegen sich zwischen 10 und 200 µV. Die für die Vestibularisdiagnostik wichtigen horizontalen Nystagmusformen lassen sich entweder monokulär oder binokulär durch Aufkleben der Elektroden am medialen bzw. lateralen Augenwinkel registrieren.

Mit Hilfe des ENG lassen sich rein rotatorische Nystagmusformen bzw. ein Nystagmus retractorius nicht aufzeichnen.

Praktische Durchführung und Kalibrierung

Die Untersuchung sollte in einem abgedunkelten Raum ohne die Möglichkeit einer Blickfixation für den Patienten durchgeführt werden. Eine exakte Kalibration ist die Voraussetzung für eine quantifizierbare, reproduzierbare Messung (s. Abb. 35).

Die ENG-Untersuchung findet zweckmäßigerweise nach einem standardisierten Schema statt:

– *Reinigen der Haut* ums Auge herum mit Alkohol zur Fettentfernung
– Aufbringen der differenten und indifferenten Elektroden mittels Elektrolytpaste
– *Kalibration* (Eichung) der Meßeinrichtung
  (Der Patient schaut auf ein vor ihm befindliches Eichkreuz, auf dem sich drei Lämpchen befinden. Durch Blick nach rechts oder links – dabei weicht die optische Achse jeweils um 10° ab – kann die Papierregistrierung auf den jeweiligen Augenausschlag abgestimmt werden. So sollte 1 cm Zeigerauslenkung z. B. den 10°-Augenabweichungen entsprechen. Diese zur Seite gehenden Augenbewegungen sollten mindestens fünfmal hintereinander durchgeführt werden.)
– *Registrierung eines möglicherweise vorhandenen Spontannystagmus* mit offenen und auch mit geschlossenen Augen für mindestens 60 s
– *Registrierung des Blickrichtungsnystagmus*
  (Der Patient wird aufgefordert, in einem Blickwinkel von nicht mehr als 40° ein leuchtendes Lämpchen zu fixieren. Ein dabei entstehender Nystagmus entspricht einem Blickrichtungsnystagmus.)
– *Lage- bzw. Lagerungsprüfung*
– *Kalorische Prüfung*
  (ggf. zusätzlich Dreh- bzw. Drehpendelprüfung, optokinetische Prüfung bzw. Fahndung nach einem Zervikalnystagmus).

2 Orientierende klinische Vestibularisprüfung

2.1 Lage- und Lagerungsprüfungen

Ziel der Lage- und Lagerungsprüfungen ist es, durch Veränderungen der Körperposition möglicherweise einen Nystagmus zu provozieren und zu erkennen (Abb. 36). Üblicherweise werden diese Prüfungen mit der Frenzel-Brille vorgenommen (ENG-Registrierung nur bei Auftreten pathologischer Veränderungen empfohlen). Die *Lageprüfung stellt ein statisches*, die *Lagerungsprüfung ein dynamisches* Prüfverfahren dar (unterschiedlich schnelles Einnehmen von Körperpositionen). Beide Prüfungen sollen jeweils durch Minimalreize eine latente Störung im gleichgewichtsregulierenden System aufdecken (z. B. vertebrobasiläre Insuffizienz, benigner paroxysmaler Lagerungsschwindel, Perilymphfisteln, vertebragener Schwindel).

a

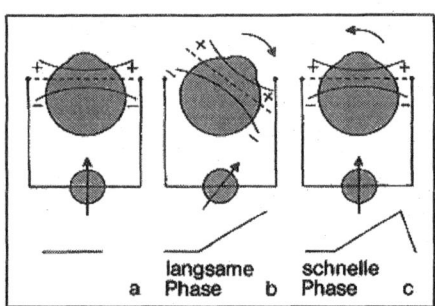

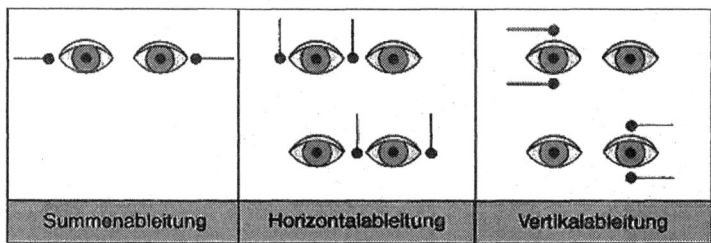

b

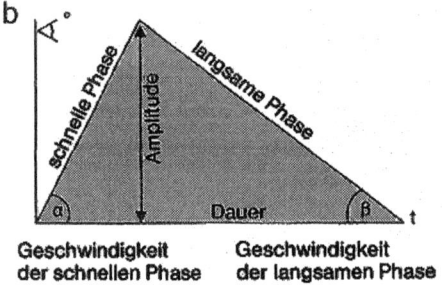

Geschwindigkeit   Geschwindigkeit
der schnellen Phase   der langsamen Phase

Abb. 35. a Darstellung der Möglichkeiten der Nystagmusableitung und -Entstehung,
b Parameter zur Nystagmusklassifikation. Aus: Stoll/Matz/Most: „Schwindel und
Gleichgewichtsstörungen", Thieme, 1992 (mit freundlicher Genehmigung)

Praktische Durchführung

Bei der *Lageprüfung* wird zuerst am liegenden Patienten nach einem möglichen Spontannystagmus gefahndet (s. Abb. 36).

Der Patient liegt in der Ausgangsposition auf der Untersuchungsliege. Er
nimmt zuerst die Rechtsseitenlage (Drehung mit dem Körper um 90° nach
rechts) ein, verharrt in dieser Position für ca. 30 s und dreht sich in die Aus-
gangslage zurück. Danach dreht sich der Patient in gleicher Weise in die
Linksseitenlage. Nach erneuter Einnahme der Ausgangsposition wird der
Patient in Kopfhängelage (mit Unterstützung und Führung des Kopfes durch
die Hand des Untersuchers !) gebracht und vorsichtig maximal nach rechts
bzw. links rotiert (Verharren in der jeweiligen Lage für 30 s).

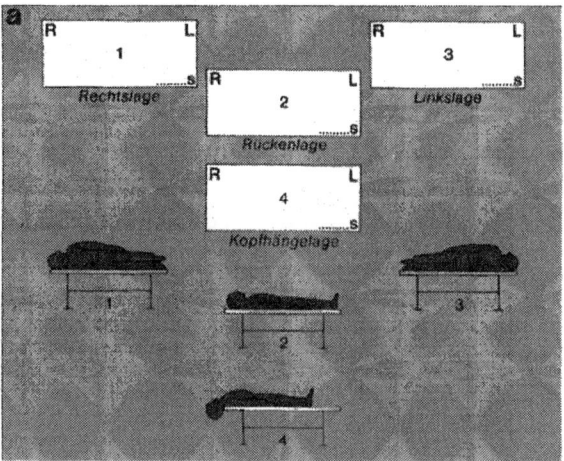

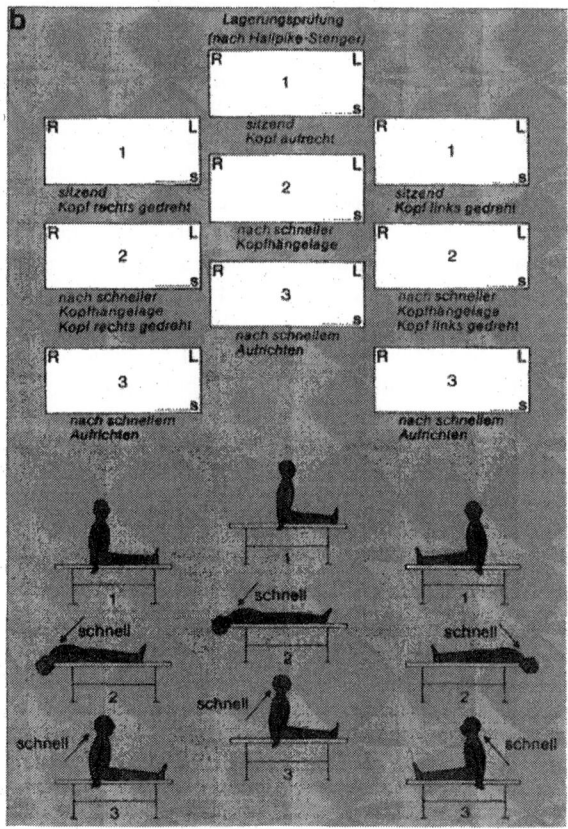

Abb. 36. Darstellung der Lage- (**a**) und Lagerungsprüfungen (**b**). Aus: Stoll/Matz/Most: „Schwindel und Gleichgewichtsstörungen", Thieme, 1992 (mit freundlicher Genehmigung)

Ein richtungsbestimmter Lagenystagmus (über 60 s Dauer) tritt vorüber-
gehend auf und deutet auf eine vestibuläre Störung hin (sowohl peripher als
auch zentral).

Ein regelmäßig richtungswechselnder Lagenystagmus schlägt in die Rich-
tung, in die sich der Patient gerade gedreht hat (z. B. Rechtsnystagmus bei
Rechtslage). Er spricht für eine zentral-vestibuläre Störung (z. B. Alkohol,
Narkotika).

Ein regellos richtungswechselnder Nystagmus deutet ebenfalls auf eine
zentral-vestibuläre Störung hin (z. B. in der Medulla oblongata).

Sonderform der Lageprüfung – die Probe nach de Kleijn: Sie ist eine
besondere Lageprüfung, die pathognomisch für Störungen des vertebroba-
silären Stromgebietes ist. Der Patient wird in Kopfhängelage gebracht, und
dann wird der Kopf sehr langsam und sukzessive nach rechts bzw. links
rotiert. Beim Auftreten von Schwindelbeschwerden, Übelkeit, Brechreiz,
Benommenheit, Unwohlsein sofort abbrechen (Gefahr der Intimaverletzung
der A. vertebralis mit Blutung bzw. Thrombosierung)! Das Entstehen eines
Provokationsnystagmus auf einer Seite (positiver Testausfall) spricht für
eine Minderperfusion der ispilateralen A. vertebralis.

Bei den *Lagerungsprüfungen* wird der Patient schnell (!) von der Kopfhängelage in die sitzende Position gebracht. Im Anschluß wird der Kopf
schnell nach rechts bzw. links gedreht und jeweils wieder aus diesen Positio-
nen in die Kopfhängelage gebracht (Verharren in der entsprechenden
Untersuchungsposition jeweils 30 s).

Das Auftreten eines Provokationsnystagmus kann richtungsbestimmt oder
wechselnd sein und spricht ebenfalls für eine peripher- oder zentral-vestibuläre Störung. Häufig tritt der Lagerungsnystagmus mit einer Latenz von
bis zu 20 s auf (s. u.) und hält nur kurz an.

*Sonderform des Lagerungsnystagmus – der benigne paroxysmale Lage-
rungsnystagmus:* Dieser tritt bei Patienten mit einer peripher-vestibulären
Läsion auf (Canalolithiasis, Perilymphfistel, Bogengangsarrosion). Er ist
typischerweise durch eine Latenz beim Auftreten gekennzeichnet und weist
eine horizontal-rotierende Schlagrichtung auf, hält nur wenige Sekunden an
(5–20 s) und ist nicht immer reproduzierbar.

2.2 Vestibulospinale Prüfungen (Unterberger, Romberg)

Das vestibulospinale System ist ein Subsystem der Gleichgewichtserhaltung und
dient insbesondere der Aufrechterhaltung von Kopf- und Körperstatik. Die isolierte Prüfung des vestibulospinalen Systems hat deshalb besondere Bedeutung.

Praktische Durchführung

Beim *Unterberger-Tretversuch* wird der Patient aufgefordert, mit geschlossenen Augen und vorgestreckten Armen 50–60 Schritte auf der Stelle zu treten. Die Knie sollten dabei bis in Hüfthöhe angehoben werden. Die Abweichung nach einer Seite darf dabei 45° und nach vorn 1 m nicht überschreiten (Toleranzgrenzen). Eine stärkere Seitabweichung spricht für eine peripher-vestibuläre Störung auf der Seite der Abweichung, ein regelloses Abweichen für eine zentral-vestibuläre Störung und ein Abweichen nach hinten für eine zerebelläre Störung.

Beim *Romberg-Stehversuch* wird der Patient aufgefordert, etwa 60–120 s mit geschlossenen Augen, vorgestreckten Armen bei parallel und eng nebeneinander stehenden Füßen zu stehen (verschärfter Romberg: gleiches Vorgehen bei unter Zug ineinander verschränkten Händen, d. h. Jendrassik-Handgriff). Das Auftreten einer deutlich erkennbaren, reproduzierbaren Abweichung bzw. Fallneigung nach einer Seite bzw. eine Seitneigung werden beurteilt. Auch hier spricht eine Seitenbetonung für eine peripher-vestibuläre, eine regellose Abweichung für eine zentral-vestibuläre Störung.

Beim *Blindgang* wird der Erkrankte aufgefordert, etwa 4 m mit geschlossenen Augen und vorgestreckten Händen geradeaus zu gehen (Auswertung wie beim Romberg).

Bei allen vestibulospinalen Prüfungen werden Richtung und Ausmaß der Seitabweichung untersucht.

Weitere vestibulospinale Prüfungen sind der *vertikale Zeichentest*, die *Armtonus- und -abweichreaktionen und, zur Prüfung der zerebellären Koordination, der Finger-Nase-Versuch bzw. die Diadochokineseprüfung.*

Die *Kraniokorporographie (CCG)* dient der besseren Quantifizierung der obengenannten vestibulospinalen Prüfungen. Dazu wird dem Patienten im abgedunkelten Untersuchungsraum ein Helm aufgesetzt mit zwei darauf in der Saggttalebene befestigten, batteriegetriebenen Lämpchen sowie zwei weiteren auf den Schultern. Während der vestibulospinalen Prüfung (Romberg, Unterberger) registriert eine über dem Patienten angebrachte Polaroidkamera die gemachten Bewegungen und bannt sie auf den Polaroidfilm. Dadurch können z. B. Seitenabweichungen in ihrem Ausmaß als Leuchtspuren auf dem Foto dokumentiert werden.

2.3 Posturographie

Die Posturographie wird als Test auf einer Plattform (*statische P.*) bzw. einer kippenden Plattform mit sich veränderndem Hintergrund (*dynamische P.*) durchgeführt. In der ersten Form dient sie der besseren Quantifizierbarkeit bei vestibulospinalen Prüfungen.

Die dynamische Posturographie simuliert komplexe vestibuläre Reize durch stochastische Kipp- und Translationsreize, die an den auf einer beweglichen

Plattform stehenden Patienten weitergegeben werden. Dabei läßt sich modifizierend noch der optische Hintergrund bewegen, um Fixationseffekte auszuschalten. Damit sind insbesondere komplexe vestibuläre Störungen zu untersuchen.

Praktische Durchführung

Bei der *statischen Posturographie* wird der Patient auf eine Untersuchungsplattform gestellt, unter der Kraftaufnehmer deren Auslenkung auf definierte Reize hin aufnehmen. Damit lassen sich Schwankungen des auf die Plattform projizierten Körperschwerpunkts ermitteln (Kippbühnenstehtest nach Stoll).

Bei der *dynamischen Posturographie* wird der Patient ebenfalls auf eine Plattform gestellt, dabei jedoch angegurtet, um Stürze zu vermeiden (Abb. 37). Jetzt beginnt ein computergestütztes und stochastisch ablaufendes Analyseprogramm (sensorische Analyse und Motorkontrolltest), wobei durch mehrfache Kombinationen vestibulärer Reize (Translation, Kippung, Wegfall optischer Kontrolle) unterschiedliche Schwierigkeitsgrade erzielt werden. Die Auswertung ist komplex und ermöglicht eine isolierte Beurteilung einzelner funktioneller Defizite in den Subsystemen des GGS sowie eine quantifizierte Analyse der Bewegungen (Latenz, Amplitude).

3 Kalorische Prüfung

Bei der kalorischen Prüfung lassen sich beide peripheren Endorgane des Gleichgewichtssystems (Bogengangsorgane) isoliert untersuchen, was durch die anatomische Tatsache möglich wird, daß der laterale Bogengang durch seine Nähe zur hinteren Gehörgangswand über eine thermische Reizung erreichbar wird. Auf diese Weise kann man im lateralen Bogengang eine Endolymphströmung induzieren, *die bei der Warmspülung utrikolopetal gerichtet ist und zu einem ins gespülte Ohr gericheten Nystagmus führt. Bei der Kaltspülung tritt der gegenteilige Effekt ein.* Das zugrundeliegende Prinzip der Nystagmusentstehung ist nach Experimenten in der Schwerelosigkeit in der Diskussion, da sich auch im Spacelab ein kalorisch induzierter Nystagmus fand. Deshalb erscheint das jahrzehntelang angenommene Prinzip der Konvektionsströmung zur Erklärung dieses Phänomens nicht ausreichend zu sein.

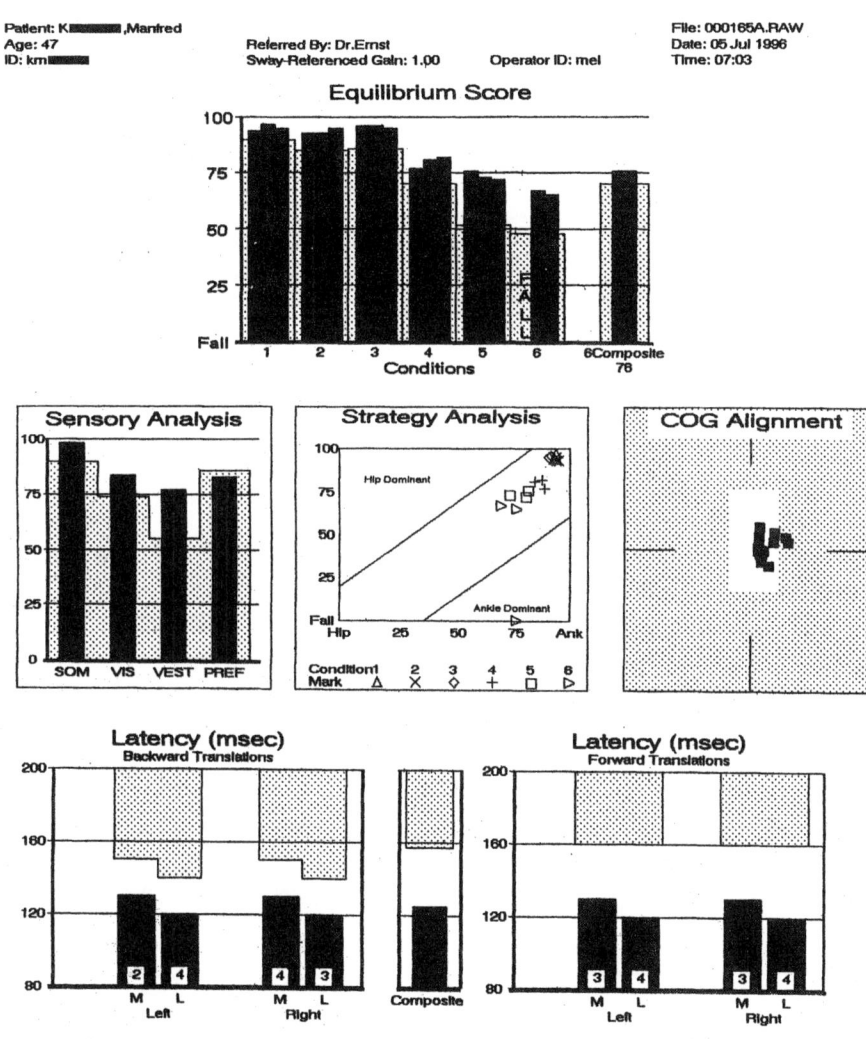

Abb. 37 a. Ergebnisse der dynamischen Posturographie (sensory analysis):
a Normalbefund (sensorische Analyse im Normbereich, d. h. oberhalb des schraffierten, altersrelationierten Bezirks)

b   **EQUITEST SUMMARY**

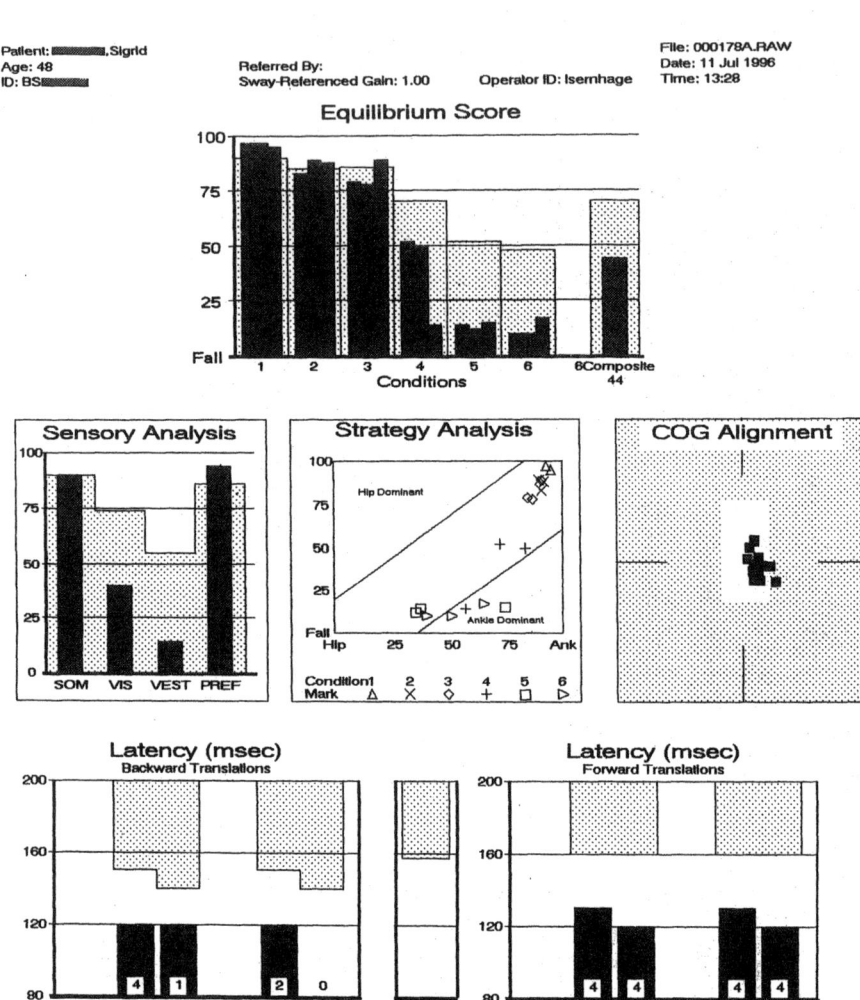

EQ-EMG ® Version 5.06 Copyright © 1992-94 NeuroCom ® International Inc. - All Rights Reserved
TEST NOTES: NeuroCom Data Range: 20 - 59; Data from EquiTest-EMG Version 5.06

Abb. 37 b. Ergebnisse der dynamischen Posturographie (sensory analysis):
b Z.n. komplexer vertebragener Störung des gleichgewichtserhaltenden Systems
(sensorische Anaylse in allen Teilbereichen unterhalb der Norm; Patient ist visuell präferent,
d. h. besonders stark auf visuelle Reize zur Gleichgewichtserhaltung angewiesen)

Praktische Durchführung

Zur Prüfung sollte man den Patienten in Rückenlage bringen, wobei der Oberkörper um 30° angehoben wird, um den lateralen Bogengang vertikal zu lagern.

Man spült jeweils den äußeren Gehörgang mit einer definierten Wassermenge (ca. 100 ml) bei vorgegebener Temperatur (Warmspülung 44 °C, Kaltspülung 30 °C) über ca. 30 s. Begonnen wird mit der Warmspülung, zwischen den einzelnen Kalorisationsmanövern müssen Pausen von 5–8 min Länge liegen, um eine Verfälschung der Testergebnisse zu vermeiden.

Beim Verdacht auf eine Unerregbarkeit läßt sich mit Eiswasser als stärkstem Reiz diese Verdachtsdiagnose erhärten oder ausschließen, wenn die übliche Warm- und Kaltspülung keine oder nur unzureichende Nystagmen produziert. Da das Verfahren für den Patienten jedoch sehr schmerzhaft ist und u. U. einen latenten Spontannystagmus provoziert, sollte es nur sehr begrenzt angewendet werden.

Bei Patienten mit einer *Trommelfellperforation (Otitis media chronica) bzw. bei Z.n. Ohroperation (Radikalhöhle) wird nicht mit Wasser, sondern mit temperierter Luft kalorisiert.* Als Standardverfahren sollte heute die kalorische Prüfung des Gleichgewichtsorgans unter elektronystagmographischer Registrierung gefordert werden, da die Beobachtung des Nystagmus unter der Frenzel-Brille keine so gut quantifizierbare und dokumentierbare Aussage ermöglicht.

In der klinischen Routine hat es sich bewährt, die Befunde der kalorischen Prüfung in das sog. „Schmetterlingsschema" einzutragen, wobei die Nystagmusfrequenz über 30 s und die Schlagrichtung berücksichtigt wird (Abb. 38). Kommerziell verfügbare computergestützte ENG-Meßeinrichtungen drucken die Auswertung bereits standardisiert aus.

Der Seitenvergleich der erzielten Testergebnisse wird zur Auswertung herangezogen. Dabei läßt sich eine Seitendifferenz bzw. ein Richtungsüberwiegen des Nystagmus mathematisch berechnen. Unter Berücksichtigung der Nystagmusfrequenz gelten eine Seitendifferenz von mehr als 15 % und ein Richtungsüberwiegen des Nystagmus von mehr als 25 % als pathologisch.

Die möglichen Prüfergebnisse, wie sie sich in der Auswertung im Schmetterlingsschema darstellen, sind schematisch in Abb. 38 wiedergegeben.

Die Luftkalorisation ermöglicht nur eine qualitative Aussage, d. h. darüber, ob ein Labyrinth erregbar ist oder nicht, da sie nur einen Schwachreiz bei fehlender Quantifizierbarkeit darstellt.

4 Rotatorische Prüfung

Die Einwirkung von rotatorischen Reizen auf das Gleichgewichtssystem stimuliert beide peripheren Bogengangsorgane (d. h. Cupulae) gleichzeitig. Diese Reize eignen sich aufgrund ihrer guten Dosierbarkeit zur Feststellung der individuellen Reizschwelle und auch als alternatives Verfahren zur kalorischen Prü-

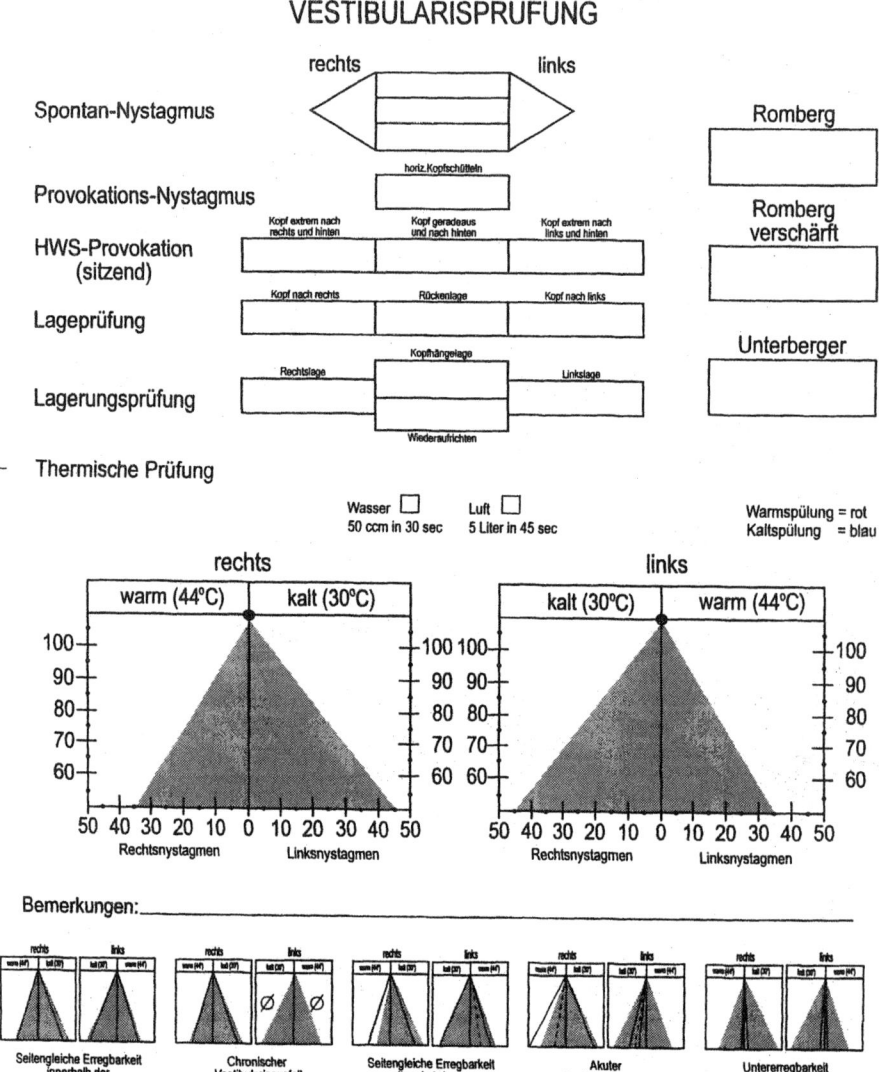

Abb. 38. Auswertbogen für die Vestibularisprüfung

fung, falls Veränderungen des Außenohrs eine Prüfung unmöglich machen bzw. ein Kind untersucht werden soll. Bei einer passiven Drehung überlagern sich zudem der (vestibuläre) Reiz, der sich aus der Auslenkung der Cupulae in den Bogengängen ergibt, und der (optokinetische) Reiz, der sich aus der Verschiebung des Gesichtsfelds ergibt.

Da es anatomisch enge Verbindungen zwischen den Bogengangsrezeptoren und der Blickmotorik gibt, eignen sich Untersuchungsmethoden für das optovestibuläre System besonders, um zentral-vestibuläre Läsionen zu diagnostizieren bzw. um das Ausmaß zentraler Kompensationsmechanismen nach einer peripheren Vestibularisschädigung abzuschätzen.

Bei der Drehung des Patienten um seine vertikale Achse kommt es zu einer Auslenkung der Cupulae beider horizontaler Bogengänge infolge der einsetzenden Endolymphströmung (ipsilateral: ampullopetal; kontralateral: ampullofugal). Bei Drehungsbeginn kommt es zu einem in die Drehrichtung schlagenden Nystagmus (perrotatorischer Nystagmus), bei plötzlichem Stopp aus der Drehbewegung zu einem entgegen der Drehrichtung schlagenden Nystagmus (postrotatorischer Nystagmus).

Praktische Durchführung

Der Patient wird auf einem steuerbaren Drehstuhl mit leicht nach vorn (30°) gebeugtem Kopf positioniert, und die ENG-Elektroden werden zur Registrierung der Nystagmusantwort angebracht. Der Raum muß vor Beginn der Rotation abgedunkelt sein, der Patient sollte dabei aber die Augen zur Ableitung optimaler Reitantworten geöffnet haben.

Im Rahmen der Untersuchung sollten Beschleunigungen von $3°/s^2$ bei einer Winkelgeschwindigkeit von 60–100°/s für mindestens 3 min zur Anwendung kommen (nach Stoll 1986), damit aufgrund der überschwelligen Beschleunigung kein perrotatorischer Nystagmus mehr weiterbesteht. Danach sollte in Kurzzeit (2 s) abgestoppt werden, um so eine möglichst intensive postrotatorische Nystagmusantwort zu erhalten.

Nach der ipsilateralen Drehung sollte vor Beginn der kontralateralen Drehung ein Zeitintervall von mindestens 5 min liegen.

Zur Auswertung wird der entstehende postrotatorische Nystagmus (I) in seiner Frequenz und Dauer ausgewertet. Eine Seitendifferenz deutet auf eine einseitige Labyrinthschädigung hin, ein Fehlen der per- bzw. postrotatorischen Antwort auf einen beidseitigen Ausfall des Gleichgewichtsorgans. Bei gleichzeitiger heftiger vestibulärer Begleitreaktion sowie großer Schlagzahl des postrotatorischen Nystagmus oder unsystematischen Nystagmusschlägen muß eine zentral-vestibuläre Schädigung vermutet werden.

Nach einer bereits stattgefundenen peripher-vestibulären Schädigung kommt es im Laufe von Wochen bzw. Monaten zu einer Abnahme der Seitendifferenz als Ausdruck einsetzender zentraler Kompensations- und Ausgleichsvorgänge.

5 Optokinetische Prüfung

Der optokinetische (oder „Schau-") Nystagmus (OKN) entsteht aufgrund von Augenfolgebewegungen bei der aktiven Bewegung eines großflächigen visuellen Musters um eine passiv verharrende Versuchsperson herum, in seiner Folge treten *Rückstellsakkaden* auf (deshalb auch: *„Eisenbahnnystagmus"*). Die Winkelgeschwindigkeit der langsamen Phase dieses Nystagmus nähert sich der Mustergeschwindigkeit, wenn die Versuchsperson einen bestimmten Punkt des Musters aufmerksam fixiert und nach Entstehung einer Rückstellsakkade einen neuen Fixationspunkt auf dem bewegten Muster wählt.

Praktische Durchführung

Der Patient sitzt in der Mitte eines Rundhorizonts, auf den sich bewegende schwarzweiße Streifenmuster projiziert werden. Diese können in Richtung und Geschwindigkeit wechseln. Das üblicherweise horizontal laufende Streifenmuster (Abstand zum Rundhorizont 1 m, Winkelgeschwindigkeit 30–90°/s, Reizdauer max. 20 s, ansonsten Störungen der physiologischen optokinetischen Reaktion möglich) führt dabei zu einem OKN, dessen langsame Phase in die Richtung des visuellen Reizes zeigt.

Der OKN kann unter Berücksichtigung von Symmetrie und möglichen Formveränderungen zur Topodiagnostik einer zentral-vestibulären Schädigung herangezogen werden, das Fehlen jeglicher Reaktion kann bei Erblindung vorliegen bzw. auf ausgeprägte Intoxikationen hinweisen. Typische Nystagmusveränderungen sind ein Abweichen des OKN zur erkrankten Seite (bei kortikalen Veränderungen), zur gesunden Seite (bei Hirnstammläsionen), Dissoziationen bzw. Formveränderungen des OKN (bei weiter zentral gelegenen Läsionen, zerebellären Veränderungen).

6 Otoneurologische Befunde bei ausgewählten Erkrankungen

Man unterscheidet unter neurotologischen Aspekten eine periphere und eine zentrale Form der Gleichgewichtsstörung. Jeder dieser beiden Formen lassen sich bestimmte Erkrankungen (Tabelle 5) bzw. charakteristische Befunde zuordnen.

Tabelle 5. Übersicht über typische Befundkonstellationen bei ausgewählten Krankheitsbildern (GGS Gleichgewichtsstörung; Kal kalorische Prüfung; UE Untererregbarkeit; ÜE Übererregbarkeit; VS vestibulospinale Tests, z. B. Romberg, Unterberger; SN Spontannystagmus; PN Provokationsnystagmus; Post Posturographie)

Art der Gleichgewichtsstörung	Neurotologische Befunde
Periphere GGS	
M. Ménière	Kal: UE auf der betroffenen Seite (80%); VS :Seitabweichung; im Anfall SN
Neuropathia vestibularis (Neuronitis vestibularis)	Kal: UE auf der betroffenen Seite; VS: Seitabweichung zur betroffenen Seite
Labyrinthapoplex (kompletter Ausfall Gleichgewichtsorgans)	Kal: UE auf der betroffenen Seite: nicht des umkehrbarer SN;
Benigner paroxysmaler Lagerungsschwindel	Kal: normal; lage-/lagerungsabhängiger, richtungswechselnder PN
HWS-Schwindel	Kal: normal; VS: diffuse Seitabweichung; Post: pathologische sensorische Analyse
Zentrale GGS	
Multiple Sklerose	Kal: normal; pathol. PN (Blickrichtungsnystagmus, dissoz. Nystagmus) Post: pathol. sensor. Analyse und verlängerte Latenzen im Motorkontrolltest
Vertebrobasiläre Insuffizienz	Kal: normal; SN möglich; lage-/lagerungsabhängiger PN (nach Probe deKleijn)

IV Diagnostik des N. facialis

1 Funktions- und Streckendiagnostik des N. facialis

1.1 Anatomischer Verlauf des Gesichtsnervs

Der Gesichtsnerv (N. facialis) ist der 7. Hirnnerv. Er enthält einen motorischen Bestandteil, der die mimische Gesichtsmuskulatur innerviert und einen Anteil mit Geschmacks-, Sensibilitäts- und Speichelsekretionsfasern (N. intermedius). Diese sind sowohl afferent, d. h. zu höheren Hirnzentren ziehend, (viszeral und somatisch) als auch efferent, d. h. von höheren Hirnzentren in die Peripherie reichend (viszeral). Durch diese Vielzahl von Fasern und damit auch Funktionen bietet sich der Gesichtsnerv besonders zur örtlichen Bestimmung einer Erkrankung an (Topodiagnostik), da seine einzelnen Anteile je nach Art und Ort der Schädigung betroffen sein können (Abb. 39).

Die Verlaufsstrecke des Gesichtsnervs wird in 3 Abschnitte gegliedert: einen intrakraniellen, einen intratemporalen und einen extratemporalen Abschnitt.

Nach dem Austritt aus dem Hirnstamm (intrakranieller Abschnitt) verläuft der Gesichtsnerv 3,5–6 mm im inneren Gehörgang (Porus acusticus internus). Am Ende (Fundus) des inneren Gehörgangs tritt der Gesichtsnerv in den sog. Falloppi-Kanal des Felsenbeins ein. Dieser umschließt den Gesichtsnerv in seinem Verlauf durch das Labyrinth, das Mittelohr und den Warzenfortsatz, bis er am Foramen stylomastoideum in den extratemporalen Anteil übergeht und sich in der Ohrspeicheldrüse verzweigt. Während seines Verlaufs gibt er verschiedene Fasern bzw. Nerven ab: Im Felsenbein zweigt am Knieganglion (Ganglion geniculi) der N. petrosus major ab, der sekretorische Fasern für die Tränen-, Nasen- und Gaumendrüsen enthält. Weiter unterhalb entspringt der N. stapedius, der für die Innervation des Steigbügelmuskels (Stapediusreflex!) verantwortlich ist, und etwas weiter unten die Chorda tympani, die einen Teil der Geschmacksempfindungen von der Zunge aufnimmt und zentralwärts (afferent) leitet. Außerdem führt die Chorda tympani sekretorische (efferente) Fasern für die Speicheldrüsen. Nach dem Austritt aus dem Foramen stylomastoideum an der Warzenfortsatzspitze verzweigt sich der Gesichtsnerv in seine 3 Äste: den Mund-, Gesichts- und Stirnast für die mimische Muskulatur. Der letztere wird als einziger doppelt, d. h. von beiden Hirnhälften versorgt. Deshalb

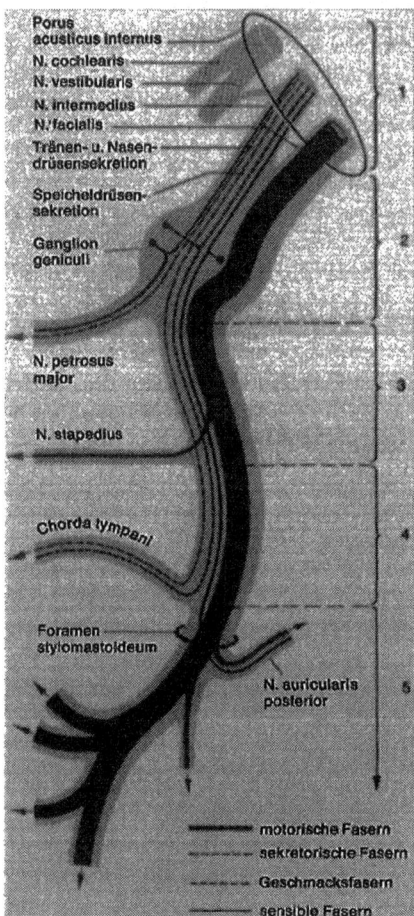

Abb. 39. Übersicht über den Faserverlauf im N. facialis, Verzweigungen und die Möglichkeiten der Nervenausfälle (1: periphere motorische Lähmung der versorgten Muskulatur, Schwerhörigkeit bzw. Taubheit; 2: periphere motorische Störung, Störung des Geschmackssinns, der Tränen- und Speichelsekretion; 3: periphere motorische Lähmung, Störung des Geschmacks und der Speichelsekretion und Hyperakusis; 4: wie 3, aber ohne Hyperakusis; 5: periphere motorische Lähmung). Aus: Duus: „Neurologisch-topische Diagnostik", Thieme, 1995 (mit freundlicher Genehmigung)

bleibt der Stirnast auch bei einer einseitigen Unterbrechung eines der Gesichtsnerven funktionell intakt (Abb. 39).

1.2 Elektrophysiologische Funktionsdiagnostik

Die elektrophysiologische Funktionsdiagnostik erfolgt weitgehend mit Hilfe der Elektromyographie, d. h. der Ableitung von Muskeloberflächenpotentialen aus der mimischen Gesichtsmuskulatur nach elektrischer Stimulation. Untersucht wird in der klinischen Routine meist der extratemporale Anteil des Gesichtsnervs, da der intratemporale nur im Rahmen des intraoperativen Monitoring (s. Abschn. 2) für eine direkte Stimulation zugänglich ist.

Alle funktionsdiagnostischen Untersuchungen dienen der Aufdeckung des Ausmaßes eines Schadens des Gesichtsnervs, insbesondere der Beantwortung der Frage, ob und in welchem Umfang der Gesichtsnerv nach einer Verletzung bereits degeneriert ist bzw. noch Erregungen weiterleiten kann. Daraus leitet sich häufig die direkte (z. B. operative) Weiterbehandlung ab (s. Kap. 2). Im folgenden werden die Untersuchungsverfahren beschrieben.

1.2.1 Elektroneuronographie (ENoG, Neuromyographie)

Die Stimulation des Gesichtsnervs erfolgt am Warzenfortsatz, unterhalb des Ohrläppchens, am Foramen stylomastoideum mit Rechteckreizen (0,1 ms Dauer, die jeweils um 2 mA gesteigert werden) bei gleichzeitiger bipolarer Ableitung. Dazu werden die Ableitelektroden auf beide Nasolabialfalten symmetrisch aufgeklebt, um das Summenaktionspotential der mimischen Muskulatur aufzuzeichnen (Oberflächen-EMG-Ableiteinrichtung). Gereizt wird bis zur Kontraktion der gesamten mimischen Muskulatur und abschließend noch mit 20 % mehr als maximaler Reizstärke (supramaximale Stimulation, um alle motorischen Einheiten zu erregen). Bei der Auswertung wird die Amplitudengröße der verletzten Seite zur unverletzten in Beziehung gesetzt, um so die Anzahl blockierter Nervenfasern zu ermitteln:

$$\frac{AG - AK}{AG + AK} \cdot 100 = [\%]$$

(AG Aktionspotential der gesunden Seite, AK der kranken Seite).

Dabei lassen sich 3 mögliche typische Befunde erheben:

– Bei der *Neurapraxie* findet sich keine Amplitudendifferenz. Es handelt sich um eine Schädigung der Nervenscheiden, die Nervenzylinder (Axone) sind noch intakt („segmentale Demyelinisierung"). Keine Operationsindikation.
– Bei der *Axonotmesis* findet sich eine deutliche, bis zu 90%ige Seitendifferenz. Es handelt sich um den Folgezustand einer Nervenverletzung, wo proximal der Verletzungsstelle (zur Nervenperipherie hin) Nervenfasern untergehen (Waller-Degeneration). Regeneration des Nervs durch Aussprossung der Axone ist möglich. Eine Operationsindikation besteht, wenn innerhalb von 6 Tagen nach der Schädigung bis zu 90% der Nervenfasern untergegangen sind.
– Bei der *Neurotmesis* finden sich keine Reizantworten. Der Nerv ist komplett durchtrennt. Eine absolute Operationsindikation ist gegeben.

1.2.2 Elektromyographie (EMG)

Im Gegensatz zum ENoG wird mit Einstich(Nadel-)elektroden in den einzelnen den jeweiligen Gesichtsnervenästen zuzuordnenden Muskelgruppen abgeleitet: Mm. frontalis, orbiculares oculi und oris. Der Patient wird aufgefordert,
willkürlich die einzelnen Anteile der Gesichtsmuskulatur zu kontrahieren. Zu
Beginn wird dabei die Spontanaktivität („Einstichaktivität") beurteilt: Beim
gesunden Nerv klingt diese rasch ab, beim geschädigten finden sich „Fibrilla-
tionspotentiale", d. h. langanhaltende Spontanaktivität durch Verlust der motorischen Endplatten.; sie treten nach einer Neurotmesis mit einer Latenz von 5–8
Tagen auf.
    Die Auswertung der EMG-Antwort erfolgt nach Form und Dichte (Häufig-
keit) der auftretenden Potentiale. Man unterscheidet nach einer Nervenschädi-
gung folgende Stadien als Ausdruck der fortschreitenden Nervendegeneration:

– normales bis gelichtetes Interferenzbild,
– Übergangsmuster,
– Einzelentladungsmuster,
– Einzelentladungen,
– Null-EMG.

1.2.3 Sonstige Untersuchungsverfahren

Weitere Beurteilungsmöglichkeiten der Fazialisfunktion bieten die transkraniel-
le Magnetstimulation sowie die Auslösung des Blinkreflexes.
    Bei der Magnetstimulation wird durch temporookzipitale Anlage einer
Magnetspule der intratemporale Anteil des Gesichtsnervs gereizt, bei der Auslösung des Blinkreflexes wird der N. supraorbitalis gereizt und die Antwort über
ein Oberflächen-EMG am M. orbicularis oculi abgeleitet. Dieses Verfahren ist
deshalb so wichtig, weil auch bewußtlose Patienten gut untersucht werden können. Andere Verfahren, die der Funktionsprüfung des Gesichtsnervs dienen
(unter Prüfung der parasympathischen Faseranteile, d. h. N. petrosus major, N.
stapedius und Chorda tympani), umfassen (Abb. 40):

– Schirmer-Test (Tränsensekretionstest),
– Geschmackstest einschl. Elektrogustometrie.

Erkrankung: _____   seit: _____

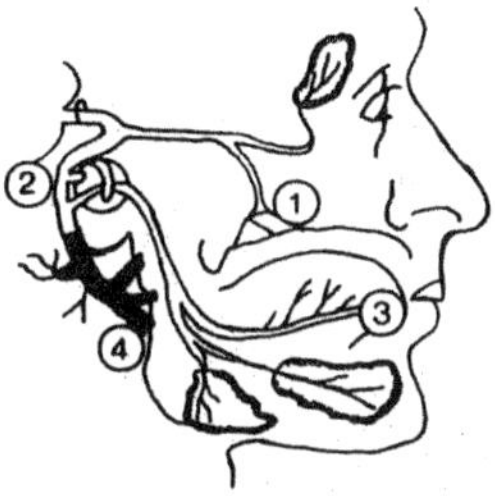

R	Motorik	L
+ + + −	Stirn	− + + +
+ + + −	Auge	− + + +
+ + + −	O.-Lippe	− + + +
+ + + −	U.-Lippe	− + + +

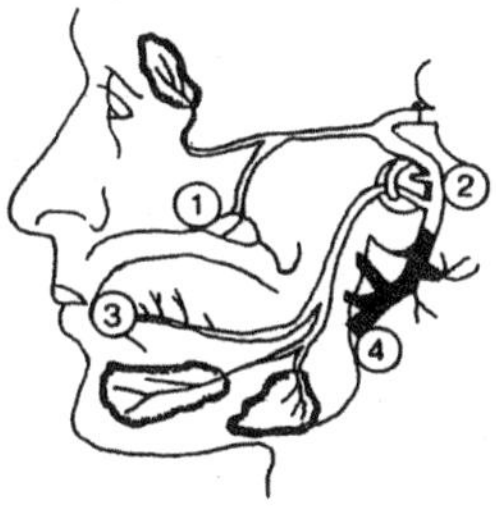

2	Stapediusreflex			
R		Sondenohr	L	
		MO-Druck in mm WS		
dB HL	dB SL	Reflex- Schwelle	dB HL	dB SL
		0.5 KHz		
		1 KHz		
		2 KHz		
		4 KHz		

Elektrogustometrie
1 Gaumen

nicht erkannt · erkannt · erkannt ___   erkannt · erkannt · nicht erkannt ___

| μA | ●—1cm—1cm—● | μA |

1,0%   0,5%   0,5%   1,0%
□—□   □   11. Chinin   □   □—□

10%   5%   5%   10%   **Geschmacks- Prüfung**
□—□   □   12. Zitr.säure   □   □—□

15%   7,5%   7,5%   15%
□—□   □   13. Kochsalz   □   □—□

40%   10%   10%   40%
□—□   □   14. Rohrzucker   □   □—□

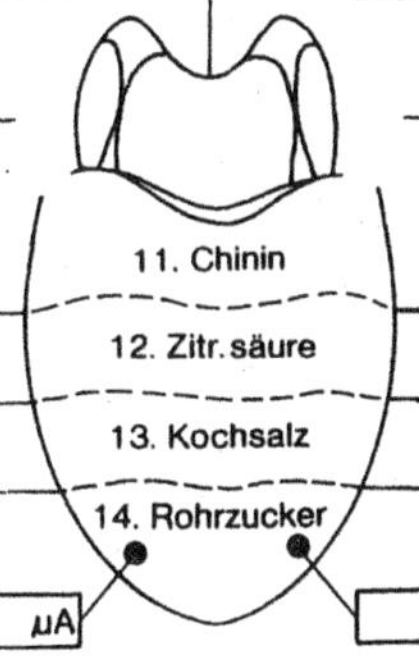

Elektrogustometrie
3 Zunge

| μA | | μA |

4	Galvanische Erregbarkeit	
N.E.-Test	1 Hz 0.6 mS	
R		L
	m A	m A

Abb. 40. Auswertungsschema für Fazialisuntersuchungen

2 Intraoperatives Neuromonitoring

Im Rahmen operativer Eingriffe am intratemporalen oder extratemporalen Verlauf des Gesichtsnervs erweist es sich als erfolgreich, dessen Funktion während der Operation zu prüfen, indem man ihn direkt elektrisch stimuliert. Damit erreicht man zum einen eine Funktionsprüfung, zum anderen lassen sich in einem unübersichtlichen Operationsgebiet oder bei größeren Tumoren nervenähnliche Strukturen separieren, um mit möglichst großer Sicherheit den Gesichtsnervs identifizieren und somit schonen zu können.

Dabei wird über eine bipolare Reizelektrode mit wachsender Stromstärke gereizt (0,2–4 mA) und durch zuvor angebrachte Einstichelektroden das EMG abgeleitet.

Gleichzeitig läßt sich beobachten, daß mechanische Belastungen des Gesichtsnervs durch operationstechnische Manipulationen zu typischen EMG-Veränderungen führen, die für den Operateur ein wichtiger Hinweis sind, seine Technik so zu ändern, daß der Nerv maximal geschont wird.

Solche operativen Eingriffe umfassen das Entfernen von Tumoren aus dem inneren Gehörgang (Akustikusneurinom) sowie die totale Entfernung der Ohrspeicheldrüse.

V Funktionsdiagnostik des Riech- und Schmeck- systems

1 Funktioneller Aufbau des Riech- und Schmecksystems

Der Riech- und der Schmecksinn sind eng miteinander verknüpft. Im allgemeinen Sprachgebrauch werden beide Sinnesqualitäten häufig miteinander vermischt: So wird z. B. häufig gesagt, eine Erdbeere habe einen „guten Geschmack" (d. h. einen starken Eigengeschmack). Diese „Schmeckempfindung" entsteht jedoch durch den Kontakt von Geruchsstoffen („Duftmolekülen") der Erdbeere mit dem Riechepithel in der Nase („gustatorisches Riechen"). Durchschnittlich werden etwa 10^{12} Moleküle/ml eingeatmeter Luft benötigt, um eine Riechempfindung auszulösen.

Auf der Zunge kann der Mensch hingegen nur die Grundqualitäten süß, sauer, bitter oder salzig wahrnehmen (s. Abschn. 5.3).

Die Rezeptoren für den Riechsinn liegen im olfaktorischen Epithel, der „Riechschleimhaut". Diese befindet sich am vorderen, oberen Nasendach. In das Riechepithel (bedeckt mit sog. Riechhaaren) strahlen die Nervenendigungen des ersten Hirnnervs ein. Diese Nervi olfactorii (oder: Fila olfactoriae) sind bipolare Zellen, deren periphere Fortsätze im Riechepithel und zentrale Neuriten im Bulbus olfactorius enden. Dabei durchziehen sie die sog. Lamina cribrosa (Siebplatte) in der vorderen Schädelbasis. Von dort werden sie auf das zweite Neuron umgeschaltet, den Tractus olfactorius. Dieser teilt sich später, und nach nochmaliger Umschaltung durchziehen die Neuriten das Mandelkerngebiet (Corpus amygdaloideum), den Thalamus, sind dabei mit dem Hypothalamus und dem limbischen System verbunden und enden in der Großhirnrinde, wo die Geruchsempfindung ausgelöst wird.

Die Rezeptoren für den Geschmackssinn (Geschmacksknospen) sind auf der Zunge in verschiedenen Abschnitten angeordnet: Den vorderen Zungenanteil (Geschmacksqualitäten sauer, salzig und bitter) versorgt die Chorda tympani (von dort über den N. lingualis in den N. facialis ziehend), den Zungengrund (Geschmacksqualität bitter) der N. glossopharyngeus und den weichen Gaumen der N. petrosus superficialis major (zum N. facialis ziehend). Die Geschmacksfasern ziehen dann bis zur Medulla oblongata, wo sie auf das zweite Neuron umgeschaltet werden. Dessen Verlauf ist nicht sicher bekannt, jedoch endet das dritte Neuron in der Großhirnrinde im Gyrus postcentralis.

2 Olfaktologische Funktionsdiagnostik (Riechdiagnostik)

Die olfaktorische Funktionsdiagnostik (*Olfaktometrie*) kann als subjektive und als objektive Untersuchungsmethode Anwendung finden.

Praktische Durchführung

Bei der *subjektiven Olfaktometrie*, die in der Praxis standardisiert abläuft, werden jeder Nasenhälfte getrennt (Zuhalten eines Nasenlochs) unterschiedliche Geruchsstoffe (in verschiedener Stärke) angeboten, um so unter Mitarbeit des Patienten eine semiquantitative Aussage zum Riechvermögen machen zu können (Abb. 41). Der Patient schnüffelt dabei einzelne Stoffe aus sog. Riechfläschchen, die zu einem „*Riechbesteck*" zusammengestellt sind. Er muß Angaben darüber machen, ob er den Stoff erkannt, wahrgenommen oder auch nicht wahrgenommen hat. In letzter Zeit werden auch zunehmend Riechstäbchen (sog. sniffing sticks) angeboten, die abgestufte Konzentrationen an Duftstoffen freisetzen, so daß eine semiquantitative Prüfung erfolgt.

Zu den angebotenen Stoffen zählen die *reinen Riechstoffe* Vanillin, Kaffee, Rosenwasser, Lavendelöl, Anis sowie die *Trigeminusreizstoffe* Essig- oder Ameisensäure bzw. Ammoniak. Die letztgenannten Stoffe reizen den Trigeminusnerv, der die Nasenschleimhaut (sensibel) versorgt. Sie eignen sich daher zum Nachweis von Simulation und Aggravation, da sie nicht „gerochen", sondern über den Trigeminusnerv wahrgenommen werden. Darüber hinaus können in seltenen Fällen noch sog. Mischreizstoffe angeboten werden, die sowohl vom Riech- als auch vom Trigeminusnerv wahrgenommen werden (Menthol, Zimtöl).

Bei der *objektiven Olfaktometrie* werden dem Patienten dosierte Duftimpulse in die Nase gegeben und im Anschluß daran über Klebeelektroden auf der Kopfhaut die entstehenden Biopotentiale abgeleitet, die der Duftimpuls auslöst. Diese Methode der Ableitung sog. olfaktorisch evozierter Potentiale (OEP) funktioniert in Analogie zum BERA-Meßverfahren, wo jedoch der Reiz akustisch angeboten wird. Ebenso wird jedoch bei der OEP-Messung ein computerisiertes Mittelungsverfahren angewendet, d. h., die spezifischen Antworten auf den Duftreiz müssen aus dem vorhandenen Grundrauschen (EEG des Men-

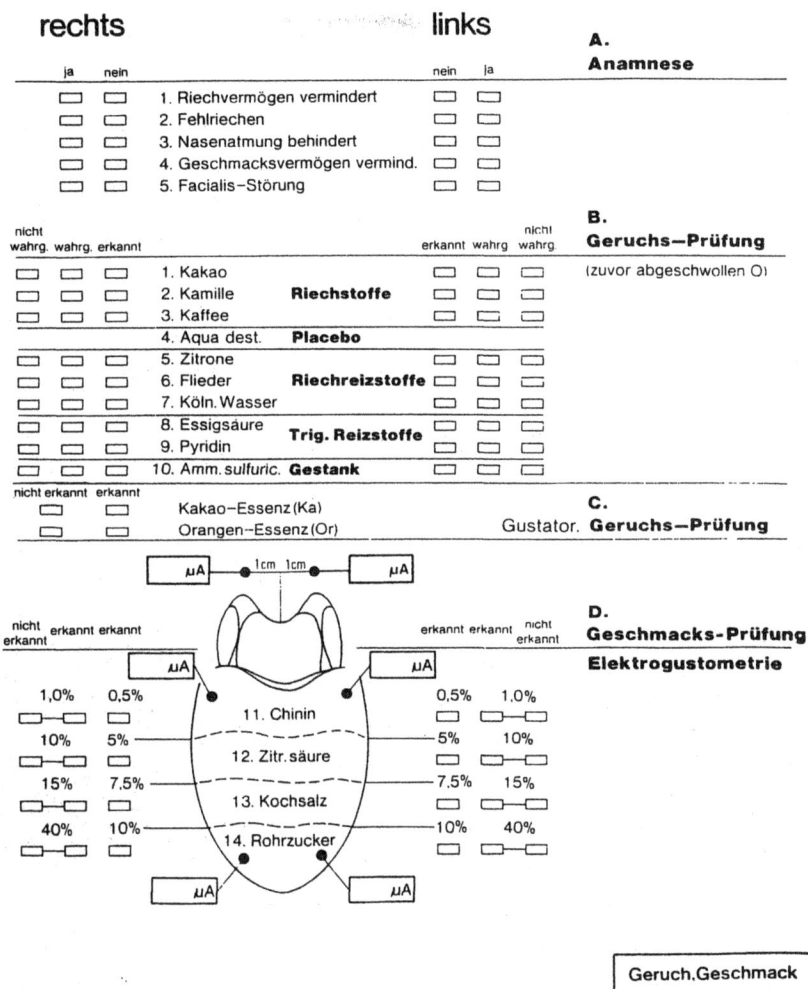

Abb. 41. Auswertschema für Riech- und Schmeckprüfungen

schen) herausgefiltert werden. Die Untersuchungen sind deshalb aufwendig, dauern in der Regel mehrere Stunden pro Patient und sind speziellen Fragestellungen vorbehalten (z. B. Begutachtung).

2.1 Olfaktologische Befunde bei ausgewählten Erkrankungen

Man unterscheidet quantitativ zwischen einer Normosmie (normales Riechvermögen), einer Anosmie (kompletter Verlust des Riechvermögens) und einer Hyposmie bzw. Hyperosmie (herabgesetztes bzw. erhöhtes Riechvermögen) und qualitativ zwischen verschiedenen Formen der Dysosmie (z. B. Parosmie: Fehlriechen; Phantosmie: Geruchshalluzination).

Isolierte Hyposmien sind selten und kommen am häufigsten als Begleitsymptom bei verlegter Nasenatmung vor (z. B. durch Nasenpolypen). Dysosmien sind zumeist seltene Begleiterscheinungen von neurologischen bzw. psychiatrischen Erkrankungen. Häufiger tritt bei Patienten eine komplette Anosmie auf. Ursächlich kommen Schädel-Hirn-Verletzungen (z. B. Sturz auf den (Hinter-) Kopf mit Abscherung der Riechfäden) oder virale Infekte (mit nachfolgender Degeneration und Untergang der Riechfäden) in Frage.

Zur Übersicht vgl. Tabelle 6.

Tabelle 6. Übersicht über die häufigsten Ursachen einer Riechstörung

Art der Riechstörung	Zugrundeliegende Erkrankung
Anosmie (quantitativ)	Verlegung der Nasenatmung (Polypen, Tumoren) Veränderungen der Nasenschschleimhaut (atrophische Rhinitis, Ozäna) Posttraumatisch (Abriß der Riechfäden) Postviral (nach grippalem Infekt) Psychogen Syndromal-hereditär
Parosmie (qualitativ)	Zentralnervöse Störung (z. B. Hirntumor) Psychiatrische Erkrankung Schädigung der Nasenschleimhaut durch toxisch-irritative Stoffe (z. B. Schwefeldioxid)

3 Gustologische Funktionsdiagnostik (Schmeckdiagnostik)

Der Schmecktest wird in der Regel subjektiv, d. h. unter Mitarbeit des Patienten, durchgeführt. Er prüft, ob die 4 Grundgeschmacksqualitäten süß, sauer, salzig oder bitter beim Patienten vorhanden sind.

Praktische Durchführung

Geprüft wird mit verschieden stark verdünnten Testlösungen auf der Zunge des Patienten. Der Patient sollte eine Stunde zuvor weder geraucht noch gegessen haben. Die Testlösungen werden mit Glasstäbchen (oder Watteträgern) auf die entsprechenden Zungenbezirke (jeweils seitengetrennt, also für jede Zungenhälfte einzeln!) aufgetragen, wo die Rezeptorfelder für die jeweilige Schmeckempfindung sitzen. Der Patient sollte nach jedem Aufbringen von Testlösung den Mund ausspülen und eine ca. 30 s andauernde Pause vor der nächsten Prüfung einlegen. Angegeben wird, ob der Reiz erkannt, wahrgenommen oder nicht wahrgenommen wird (Abb. 41).

Die *Elektrogustometrie* ist eine Methode, bei der die Funktionstüchtigkeit der sensorischen (d. h. für die Geschmacksempfindung zuständigen) Nerven untersucht wird, indem an isolierten Punkten ein Anodenstrom appliziert wird. Gereizt wird zwischen 10 und 300 μA, wobei die Anwendung einer logarithmischen Skalierung empfohlen wird, da die Intensitätsunterschiedsschwelle mit der Reizstärke anwächst (Tabelle 7). Die normalen Reizschwellen liegen bei 20 μA für den vorderen Zungenabschnitt, bei 40 μA für den hinteren Zungenbereich und bei 100 μA für den weichen Gaumen. Folgende Punkte werden untersucht:

- Zungenspitze, ca. 1 cm neben der Mittellinie (Chorda tympani),
- Zungengrund, halbkreisförmig nach außen ziehend (N. glossopharyngeus),
- weicher Gaumen, ca. 2 cm oberhalb des oberen Tonsillenpols (N. petrosus superficialis major).

Der Patient muß bei der Untersuchung mitarbeiten und angeben, ob durch den Gleichstromreiz eine (sauer-metallische) Empfindung ausgelöst wird. Angaben wie z. B. „Brennen", „Prickeln", deuten auf die Mitreizung nichtgustatorischer Nervenanteile hin (sensible Fasern).

Die *objektive Methode der gustatorisch evozierten Potentiale* ist bislang noch nicht so ausgereift, daß sie in der klinischen Praxis angewendet werden könnte.

3.1 Gustologische Befunde bei ausgewählten Erkrankungen

Man unterscheidet beim Geschmackssinn ebenfalls neben der Normogeusie (normaler Geschmackssinn) quantitative Dysgeusien (Ageusie: kompletter Verlust des Geschmackssinns, Hypo- bzw. Hypergeusien: Herabsetzung bzw. Steigerung des Geschmackssinns) und qualitative Dysgeusien (Parageusie: Fehlschmecken, Phantogeusie: Geschmackshalluzination).

Isolierte Störungen des Geschmackssinns sind in der klinischen Praxis selten. Zur Übersicht vgl. Tabelle 7.

Tabelle 7. Übersicht über die häufigsten Ursachen einer Geschmacksstörung

Art der Geschmacksstörung	Zugrundeliegende Erkrankung
Ageusie (quantitativ)	Veränderungen der Zungenschleimhaut (z. B. Atrophie nach Bestrahlung) Lokale Nervenschädigungen (z. B. des N. glossopharyngeus) Zentralnervöse Störungen (z. B. multiple Sklerose, Tumoren)
Parageusien (qualitativ)	Zentralnervöse Störungen Psychiatrische Erkrankungen Nervenschädigungen (z. B. Chorda tympani, N. facialis) Medikamentennebenwirkungen (z. B. Psychopharmaka) Syndromal-hereditär (z. B. PTC-Blindheit) (PTC = Phenylthiocarbonid)

Empfohlene weiterführende Literatur

Duus P (1995) Neurologisch-topische Diagnostik. Thieme, Stuttgart

Feldmann H (1988) Das Gutachten des HNO-Arztes. Thieme, Stuttgart

Hoth S (1994) Otoakustische Emissionen. Thieme, Stuttgart

Kukowski B (1995) Elektrodiagnostik peripherer Nervenläsionen. Thieme, Stuttgart

Lehnhardt E (1996) Praxis der Audiometrie. Thieme, Stuttgart

Stoll W et al. (1995) Schwindel und Gleichgewichtsstörungen. Thieme, Stuttgart

Sachverzeichnis